急性感音難聴
診療の手引き 2018年版

Clinical Practice Guidelines for the Diagnosis and Management of
Acute Sensorineural Hearing Loss 2018

一般社団法人 日本聴覚医学会 編
Japan Audiological Society

金原出版株式会社

執筆者一覧

平成 26～28 年度
厚生労働科学研究費補助金難治性疾患等政策研究事業（難治性疾患政策研究事業）
「難治性聴覚障害に関する調査研究班」

研究代表者	宇佐美真一	信州大学医学部耳鼻咽喉科
研究分担者	福田　諭	北海道大学大学院医学研究科 耳鼻咽喉科・頭頸部外科
	佐藤　宏昭	岩手医科大学耳鼻咽喉科
	原　　晃	筑波大学医学医療系・耳鼻咽喉科
	石川浩太郎	国立障害者リハビリテーションセンター耳鼻咽喉科
	池園　哲郎	埼玉医科大学耳鼻咽喉科
	野口　佳裕	信州大学医学部人工聴覚器学講座
	熊川　孝三	虎の門病院耳鼻咽喉科
	武田　英彦	虎の門病院耳鼻咽喉科
	加我　君孝	国立病院機構東京医療センター臨床研究センター
	松永　達雄	国立病院機構東京医療センター臨床研究センター
	小川　郁	慶應義塾大学医学部耳鼻咽喉科
	山岨　達也	東京大学医学部耳鼻咽喉科
	坂田　英明	目白大学保健医療学部言語聴覚学科
	岡本　牧人	北里大学医学部耳鼻咽喉科
	佐野　肇	北里大学医学部耳鼻咽喉科
	岩崎　聡	信州大学医学部耳鼻咽喉科
	曾根三千彦	名古屋大学大学院医学系研究科耳鼻咽喉科
	内藤　泰	神戸市立医療センター中央市民病院
	西﨑　和則	岡山大学大学院医歯薬学総合研究科
	羽藤　直人	愛媛大学医学部耳鼻咽喉科・頭頸部外科
	中川　尚志	九州大学医学部耳鼻咽喉科
	東野　哲也	宮崎大学医学部耳鼻咽喉科
	高橋　晴雄	長崎大学大学院医歯薬学総合研究科
	小橋　元	獨協医科大学公衆衛生学
研究協力者	原渕　保明	旭川医科大学耳鼻咽喉科
	松原　篤	弘前大学医学部耳鼻咽喉科
	欠畑　誠治	山形大学医学部耳鼻咽喉科
	小川　洋	福島県立医科大学会津医療センター
	村田　考啓	群馬大学医学部耳鼻咽喉科
	將積日出夫	富山大学医学部耳鼻咽喉科

古庄	知己	信州大学医学部附属病院遺伝子診療部
武田	憲昭	徳島大学医学部耳鼻咽喉科
伊藤	壽一	京都大学医学部耳鼻咽喉科・頭頸部外科
大森	孝一	京都大学医学部耳鼻咽喉科・頭頸部外科
山下	裕司	山口大学医学部耳鼻咽喉科
鈴木	幹男	琉球大学医学部耳鼻咽喉・頭頸部外科

平成 29〜31 年度
厚生労働科学研究費補助金難治性疾患等政策研究事業（難治性疾患政策研究事業）
「難治性聴覚障害に関する調査研究班」

研究代表者	宇佐美真一	信州大学医学部耳鼻咽喉科
研究分担者	松原 篤	弘前大学医学部耳鼻咽喉科
	佐藤 宏昭	岩手医科大学耳鼻咽喉科
	和田 哲郎	筑波大学医学医療系・耳鼻咽喉科
	野口 佳裕	国際医療福祉大学医学部耳鼻咽喉科
	石川浩太郎	国立障害者リハビリテーションセンター耳鼻咽喉科
	池園 哲郎	埼玉医科大学耳鼻咽喉科
	武田 英彦	虎の門病院耳鼻咽喉科
	加我 君孝	国立病院機構東京医療センター臨床研究センター
	小川 郁	慶應義塾大学医学部耳鼻咽喉科
	山岨 達也	東京大学医学部耳鼻咽喉科
	佐野 肇	北里大学医療衛生学部言語聴覚療法学
	岩崎 聡	国際医療福祉大学三田病院耳鼻咽喉科
	曾根三千彦	名古屋大学大学院医学系研究科耳鼻咽喉科
	村田 敏規	信州大学医学部眼科学講座
	内藤 泰	神戸市立医療センター中央市民病院耳鼻咽喉科
	西﨑 和則	岡山大学大学院医歯薬学総合研究科
	山下 裕司	山口大学医学部耳鼻咽喉科
	羽藤 直人	愛媛大学医学系研究科耳鼻咽喉科・頭頸部外科
	中川 尚志	九州大学大学院医学研究院耳鼻咽喉科学分野
	東野 哲也	宮崎大学医学部耳鼻咽喉科
	鈴木 幹男	琉球大学医学部耳鼻咽喉・頭頸部外科
	小橋 元	獨協医科大学公衆衛生学
	茂木 英明	信州大学医学部耳鼻咽喉科
	中西 啓	浜松医科大学耳鼻咽喉科
研究協力者	片田 彰博	旭川医科大学耳鼻咽喉科
	森田 真也	北海道大学医学部耳鼻咽喉科

新谷　朋子	札幌医科大学耳鼻咽喉科
小林有美子	岩手医科大学耳鼻咽喉科
佐藤　輝幸	秋田大学医学部耳鼻咽喉科
欠畑　誠治	山形大学医学部耳鼻咽喉科
宮﨑　浩充	東北大学医学部耳鼻咽喉科
小川　洋	福島県立医科大学耳鼻咽喉科
阿部　聡子	虎の門病院耳鼻咽喉科
西山　信宏	東京医科大学耳鼻咽喉科
白井　杏湖	東京医科大学耳鼻咽喉科
高橋　優宏	国際医療福祉大学三田病院耳鼻咽喉科
大上麻由里	東海大学医学部耳鼻咽喉科
荒井　康裕	横浜市立大学医学部耳鼻咽喉科
佐久間直子	横浜市立大学市民医療センター耳鼻咽喉科
中村　好一	自治医科大学公衆衛生学講座
牧野　伸子	自治医科大学公衆衛生学講座
岡本　彩子	群馬大学医学部耳鼻咽喉科
藤阪実千郎	富山大学医学部耳鼻咽喉科
古庄　知己	信州大学医学部遺伝医学講座
宮川麻衣子	信州大学医学部耳鼻咽喉科
北尻真一郎	信州大学医学部耳鼻咽喉科
江崎　友子	あいち小児保健医療総合センター耳鼻咽喉科
竹内　万彦	三重大学医学部耳鼻咽喉科
中山　潤	滋賀医科大学耳鼻咽喉科
岡野　高之	京都大学医学部耳鼻咽喉科
西村　洋	国立病院機構大阪医療センター
太田　有美	大阪大学医学部耳鼻咽喉科
石野　岳志	広島大学医学部耳鼻咽喉科
益田　慎	県立広島病院小児感覚器科
宮之原郁代	鹿児島大学医学部耳鼻咽喉科
片岡　祐子	岡山大学医学部耳鼻咽喉科
菅谷　明子	岡山大学医学部耳鼻咽喉科
將積日出夫	富山大学医学部耳鼻咽喉科
菅原　一真	山口大学医学部耳鼻咽喉科
神田　幸彦	神田耳鼻咽喉科
松田　圭二	宮崎大学医学部耳鼻咽喉科
我那覇　章	宮崎大学医学部耳鼻咽喉科
高橋　晴雄	長崎大学医学部耳鼻咽喉科

木原　千春　　長崎大学医学部耳鼻咽喉科

平成 29・30 年度
日本聴覚医学会ガイドライン委員会

担当理事	植田　広海	愛知医科大学耳鼻咽喉科
委員長	宇佐美真一	信州大学医学部耳鼻咽喉科
委　員	池園　哲郎	埼玉医科大学耳鼻咽喉科
	神崎　　晶	慶應大学医学部耳鼻咽喉科
	鬼頭　良輔	信州大学医学部耳鼻咽喉科
	鈴鹿　有子	金沢大学医学部耳鼻咽喉科
	田渕　経司	筑波大学医学医療系耳鼻咽喉科

編　集　　　　一般社団法人　日本聴覚医学会

推　薦　　　　一般社団法人　日本耳鼻咽喉科学会

発刊にあたって

　本書「急性感音難聴の診療の手引き」が2018年10月に発刊する運びとなりました。急性感音難聴はいわば古くて新しい疾患です。多くの患者がいるにもかかわらず，診断・治療とも格段に進歩してきたわけでもありません。その一番の理由は，局所診断も含め正しい診断が行われてきたとは言い難いことです。標準的診断，治療法の確立が望まれるところです。平成26年〜28年度厚生労働科学研究費補助金難治性疾患等政策研究事業「難治性聴覚障害に関する調査研究班」さらには平成29〜31年度厚生労働科学研究費補助金難治性疾患等政策研究事業「難治性聴覚障害に関する調査研究班」において，信州大学の宇佐美真一教授を中心に多施設共同で研究を行い，その結果の集大成が本書です。

　対象疾患は突発性難聴，急性低音障害型感音難聴，外リンパ瘻，ムンプス難聴，音響外傷等，実に多くの急性発症の感音難聴となっています。いずれの疾患もその治療に関してはエビデンスレベルが必ずしも高いとは言い難いのですが，システマティックレビューも含め，現在考えられる限りの知見に基づいた手引きとなっております。

　本書は一般社団法人　日本聴覚医学会において編集，認証され，一般社団法人日本耳鼻咽喉科学会においても推薦されました。

　各執筆にご尽力いただいた諸先生方に感謝申し上げるとともに，読者諸兄にあっては，本診療の手引きを日々の診療にお役立ていただくことを切に願うものであります。

2018年9月

一般社団法人　日本聴覚医学会
理事長　　原　　晃

序

　急性感音難聴は突発性難聴を始めとする急激に発症する感音難聴を総称した疾患概念である。わが国では昭和48（1973）年に厚生省特定疾患「突発性難聴調査研究班」により突発性難聴の診断基準が策定され，疾患概念が確立するとともに，鑑別疾患として特発性両側性感音難聴が定義された。このほか，急性感音難聴を来す疾患としては，急性低音障害型感音難聴，外リンパ瘻，音響外傷，ムンプス難聴をはじめ様々な疾患が知られている。

　平成26〜28年度および平成29〜31年度の厚生労働科学研究費補助金難治性疾患等政策研究事業（難治性疾患政策研究事業）「難治性聴覚障害に関する調査研究班」では，指定難病である「若年発症型両側性感音難聴」，「アッシャー症候群」の2疾患のほかに，関連疾患として突発性難聴をはじめとする様々な急性感音難聴について調査研究を行ってきた。当該研究班では，急性感音難聴について All Japan の研究体制で症例登録レジストリを用いた大規模疫学調査を実施した結果，日本全国から合計4,000例を超える突発性難聴，急性低音障害型感音難聴，外リンパ瘻，音響外傷，騒音性難聴，ムンプス難聴に関しての詳細な臨床データを収集することができた。症例登録レジストリに収集されたデータの分析から，突発性難聴の発症に関与する因子，重症度や治療効果に関与する因子，効果的な治療法などの貴重な情報を得ることができた。学術的成果については，既に10編の学術論文としてまとめられ Acta Otolaryngologica supplement-Acute Sensorineural Hearing Loss vol.137（supplement 565）2017 として出版されているので参照していただきたい。

　本診療の手引きでは，厚労省研究班の症例登録レジストリを用いた大規模疫学研究から得られた急性感音難聴に関する新知見とともに，文献レビューを行い，現時点で明らかとなっているエビデンスをまとめることで，標準的な診断・治療の流れを提示することを目的としてまとめられた。日常臨床で本書が急性感音難聴の診療に活用されることを期待している。

2018年9月

難治性聴覚障害に関する調査研究班 主任研究者
日本聴覚医学会ガイドライン委員会　委員長
宇佐美真一

目　　次

Ⅰ　序　論
 [1] 作成の目的　2
 [2] 作成の方法　3
 [3] 作成手順　4
 [4] エビデンスレベル，推奨グレード　6
 [5] 作成上の留意点　7
 [6] 利益相反　7

Ⅱ　総　論
 [1] 対象疾患　10
 [2] 急性感音難聴の診断の流れ　11
 [3] 診断・治療方針　14
　①問診・聴覚検査・画像検査　14
　②疾患特異的な検査　18
　③基本的な治療方針　28

Ⅲ　各　論
 [1] 突発性難聴　38
　①疾患概要　38
　②疫　学　40
　③診断基準・重症度分類・治療効果判定基準　45
　④診断の流れ　51
　　CQ 1-1 突発性難聴はどのような症状のときに診断されるか？　51
　　CQ 1-2 突発性難聴の診断にどのような問診が必要か？　52
　　CQ 1-3 急性低音障害型感音難聴やメニエール病との鑑別で注意すべき点は？　52
　　CQ 1-4 両側発症の場合に突発性難聴と診断できるのか？　53
　　CQ 1-5 突発性難聴の診断において平衡機能検査は有用か？　54
　　CQ 1-6 突発性難聴の診断において画像検査は有用か？　54
　　CQ 1-7 突発性難聴の診断において他覚的聴力検査は有用か？　55
　⑤治療方針　56
　　CQ 1-8 突発性難聴にステロイド剤の全身投与は有効か？　57
　　CQ 1-9 突発性難聴に高気圧酸素療法（HBOT）は有効か？　57
　　CQ 1-10 突発性難聴に対するステロイド鼓室内投与のタイミングとその有効性は？　58
　　CQ 1-11 ステロイド鼓室内投与に使用する薬剤は？　59
　　CQ 1-12 突発性難聴にプロスタグランジン E_1 製剤（PGE_1）は有効か？　60

CQ 1-13 突発性難聴に星状神経節ブロックは有効か？　61

CQ 1-14 突発性難聴に入院・安静は必要か？　61

CQ 1-15 突発性難聴に抗ウイルス薬は有効か？　62

CQ 1-16 突発性難聴に早期治療は必要か？　62

CQ 1-17 突発性難聴の重症度によって治療法は異なるか？　63

CQ 1-18 突発性難聴の症状固定後の治療は？　63

⑥予　後　64

2 急性低音障害型感音難聴　65

①疾患概要　65

②疫　学　66

③診断基準・重症度分類・治療効果判定基準　66

④診断の流れ　68

⑤治療方針　69

CQ 2-1 急性低音障害型感音難聴にステロイド治療は有効か？　70

CQ 2-2 急性低音障害型感音難聴に浸透圧利尿剤は有効か？　70

CQ 2-3 妊娠中の急性低音障害型感音難聴患者への対応は？　71

⑥予　後　71

3 外リンパ瘻　72

①疾患概要　72

②疫　学　73

③診断基準・重症度分類　73

④診断の流れ　74

CQ 3-1 外リンパ瘻を疑う臨床症状は何か？　77

CQ 3-2 発症の誘因・原因がない場合も外リンパ瘻を疑うべきか？　78

CQ 3-3 外リンパ瘻を疑ったときにどうやって確定診断するか？　79

⑤治療方針　80

CQ 3-4 外リンパ瘻の治療はどうするか？　81

⑥予　後　82

⑦予　防　82

4 ムンプス難聴　83

①疾患概要　83

②疫　学　84

③診断基準　85

④診断の流れ　87

CQ 4-1 ムンプス難聴はどのような状態のときに診断されるか？　88

CQ 4-2 ムンプス難聴の診断にウイルス抗体価測定は有用か？　89
⑤治療方針　89
CQ 4-3 ムンプス難聴に有効な治療法はあるか？　90
⑥予　後　92
⑦予　防　92
CQ 4-4 ムンプス難聴の予防にワクチンは有用か？　94
5 音響外傷　96
①疾患概要　96
②疫　学　97
③診断基準　97
④診断の流れ　99
CQ 5-1 音響外傷の診断に詳細な病歴聴取は必要か？　101
CQ 5-2 音響外傷の診断に，オクターブオージオグラムに加え，中間周波数の
純音聴力検査は必要か？　101
⑤治療方針　102
CQ 5-3 音響外傷にステロイド治療は有用か？　103
⑥予　後　103
⑦予　防　104

Ⅳ　システマティックレビュー・サマリー
1 突発性難聴　106
2 急性低音障害型感音難聴　125
3 外リンパ瘻　127
4 ムンプス難聴　131
5 音響外傷　134

索　引　136

I 序論

1 作成の目的

　急性感音難聴は，その疾患名のとおり急性に発症する感音難聴の総称である。急性感音難聴を来す疾患としては，突発性難聴や急性低音障害型感音難聴のように原因不明の疾患，外リンパ瘻（一部は原因不明，内因性である），音響外傷のような外因によるもの，またムンプス難聴のようなウイルス感染によるものなどが挙げられる。従来，種々のアプローチによる研究が行われてきたが，治療法未確立の疾患も多く，また，QOL（quality of life）の著しい低下を引き起こすことより，診断法・治療法の開発が期待されている疾患の一つである。

　平成 26～28 年度 厚生労働科学研究費補助金難治性疾患等政策研究事業（難治性疾患政策研究事業）「難治性聴覚障害に関する調査研究班」および平成 29～31 年度 厚生労働科学研究費補助金難治性疾患等政策研究事業（難治性疾患政策研究事業）「難治性聴覚障害に関する調査研究班」では，指定難病である若年発症型両側性感音難聴，アッシャー症候群，ミトコンドリア遺伝子変異による難聴の 3 疾患に加え，類縁疾患として急性感音難聴，外耳・中耳・内耳奇形を伴う難聴を対象に，症例登録レジストリを用いた調査を行っている。さらに，難聴の予後や随伴症状などの臨床情報および治療実態の調査を行いデータベース化することで，難治性聴覚障害患者の実態把握と治療法確立のための基盤整備を目的に研究を実施している。研究班では，先進的な研究を行うとともに，診断・診療の手引きを作成・公表することで，研究対象疾患の診療水準の向上を通じて社会に貢献することが求められている。

　本診療の手引きは，主として急性感音難聴の診療を担う耳鼻咽喉科医師向けに作成するものであるが，耳鼻咽喉科診療を専門としない一般の医師にも理解しやすいよう配慮した。また，本診療の手引きを通じて急性感音難聴の診断と治療に関する知見をまとめることで，本症の患者が最適な医療を受けることができる体制を確立・普及する一助となることを目的としている。

　最後に，急性感音難聴を伴う疾患の多くは，高いエビデンスレベルを有する治療法が必ずしも確立しておらず，今後，エビデンスを確立するための研究の継続が必要である。特に，突発性難聴に対するヒト・リコンビナント・インスリン様成長因子（IGF1）を用いた治療や外リンパ瘻 CTP 検査，3T-MRI を用いた内リンパ水腫の描出など，革新的な診断・治療手法の研究が行われている状況であることより，今後の研究および医療の進展を受けて，本症の患者が最適な医療を受けられるよう，本診療の手引きも定期的に内容の見直しを行う計画である。

2　作成の方法

　本診療の手引きは，平成 26〜28 年度「難治性聴覚障害に関する調査研究班」および平成 29〜31 年度「難治性聴覚障害に関する調査研究班」の研究代表者，研究分担者および研究協力者（執筆者一覧参照）が共同で原案を作成した。

　平成 26〜28 年度「難治性聴覚障害に関する調査研究班」では，急性感音難聴の疫学調査を行い，臨床実態および治療実態の把握を進めるとともに，治療法の分析や予後との関連に関する検討を行っており，研究で得られた成果を取りまとめて本診療の手引きに反映した。

　なお，本診療の手引きの策定に関しては以下の方針で作成した。

　(1)　急性感音難聴は，突発性難聴や急性低音障害型感音難聴，外リンパ瘻，音響障害，ムンプス難聴など，原因や病態の異なる疾患が含まれていることより，総論で診断と治療の流れを概説し，各論においてそれぞれの疾患の詳細な解説を行うこととした。

　(2)　各論では，①疾患の詳細な説明（病態，臨床所見，疫学など），②診断（臨床的特徴に基づく診断および遺伝子診断），③治療（治療方法とその有効性）を取り上げた。治療の項ではエビデンスレベル，推奨グレードをつけ，客観性をもたせるように配慮を行ったが，突発性難聴以外の疾患では大規模を対象とした研究が乏しいこと，また二重盲検試験などのエビデンスレベルの高い報告が少ないのが現状である。そのため，現在までの報告に関するシステマティックレビューを実施して，対象となる論文が選別されたプロセスを記述することとした。また，推奨グレードに関しては，本来であればエビデンスレベルに基づいて設定することが望ましいが，前述のようにエビデンスレベルの低い報告がほとんどであるため，現状の医療の普及度を勘案し推奨される治療を記載した。記載した治療法の妥当性に関しては作成メンバーによるレビューのプロセスを経て，可能な限り客観性をもたせるよう努めた。

　また，先進的な医療として「外リンパ瘻 CTP 検査」など保険診療外の治療・検査が実施されているが，現時点での普及度を考慮してこれらの医療に関しても紹介するとともに，保険診療外の医療であることを明示するようにした。

3 作成手順

　本診療の手引きは，平成26〜28年度「難治性聴覚障害に関する調査研究班」および平成29〜31年度「難治性聴覚障害に関する調査研究班」の研究代表者，研究分担者および研究協力者のうち，下記に示す執筆担当者がそれぞれの疾患に関する執筆を行った。

執筆担当者

Ⅰ 序論 ･･ 宇佐美真一
- **1** 作成の目的
- **2** 作成の方法
- **3** 作成手順
- **4** エビデンスレベル，推奨グレード
- **5** 作成上の留意点
- **6** 利益相反

Ⅱ 総　論
- **1** 対象疾患 ･･･ 宇佐美真一
- **2** 急性感音難聴の診断の流れ ････････････････････････････ 宇佐美真一，西尾信哉
- **3** 診断・治療方針
  - **3-1** 問診・聴覚検査・画像検査 ･･･････････････････････ 宇佐美真一，鬼頭良輔
  - **3-2** 疾患特異的な検査
    - ・外リンパ瘻 CTP 検査 ･････････････････････････････ 池園哲郎
    - ・ムンプスウイルス血清学的検査 ･･･････････････････ 福田　諭
    - ・耳鳴検査 ･･･ 小川　郁
    - ・前庭機能検査 ･････････････････････････････････････ 池園哲郎，前田幸英，瀬尾　徹
  - **3-3** 基本的な治療方針
    - ・急性期の薬物治療 ･････････････････････････････････ 小川　郁，曾根三千彦，羽藤直人，佐藤宏昭
    - ・補聴器 ･･･ 岩崎　聡
    - ・人工内耳 ･･･ 宇佐美真一，鬼頭良輔

Ⅲ 各　論
- **1** 突発性難聴 ･･ 小川　郁，曾根三千彦，羽藤直人
- **2** 急性低音障害型感音難聴 ･･････････････････････････････ 佐藤宏昭
- **3** 外リンパ瘻 ･･ 池園哲郎，福島邦博，松田　帆
- **4** ムンプス難聴 ･･･････････････････････････････････････ 福田　諭
- **5** 音響外傷 ･･ 和田哲郎，佐野　肇，原　　晃

Ⅳ システマティックレビュー・サマリー
- **1** 突発性難聴 ･･ 小川　郁，曾根三千彦，羽藤直人
- **2** 急性低音障害型感音難聴 ･･････････････････････････････ 佐藤宏昭
- **3** 外リンパ瘻 ･･ 池園哲郎，前田幸英，和佐野浩一郎
- **4** ムンプス難聴 ･･･････････････････････････････････････ 福田　諭，森田真也
- **5** 音響外傷 ･･ 和田哲郎，佐野　肇，原　　晃

システマティックレビューチーム

1 突発性難聴
神崎 晶（慶應義塾大学）：総括
武田英彦（虎の門病院）：2016＋総括
小川 洋（福島県立医科大学）：2015
渡辺知緒（山形大学）：2013〜2014
岡田昌浩（愛媛大学）：2011〜2012
菅原一真（山口大学）：2009〜2010
寺西正明（名古屋大学）：2006〜2008
藤岡正人（慶應義塾大学）：2001〜2005
狩野章太郎（東京大学）：1996〜2000
内田育恵（愛知医科大学）：〜1995

2 急性低音障害型感音難聴
佐藤宏昭（岩手医科大学）

3 外リンパ瘻
池園哲郎（埼玉医科大学）
木村百合香（昭和大学）
佐々木亮（弘前大学）
瀬尾 徹（近畿大学）
萩森伸一（大阪医科大学）
畠山未来（埼玉医科大学）
日高浩史（東北大学）
福島邦博（埼玉医科大学）
前田幸英（岡山大学）
松田 帆（埼玉医科大学）
山本典生（京都大学）
和佐野浩一郎（静岡赤十字病院）
小林由香（埼玉医科大学・事務作業）

4 ムンプス難聴
福田 諭（北海道大学）
森田真也（北海道大学）

5 音響外傷
和田哲郎（筑波大学）
佐野 肇（北里大学）

　本診療の手引きの作成の流れとしては，執筆担当者を中心に原稿を作成し，研究班事務局が原稿を取りまとめて研究班全体に配布した。研究代表者，研究分担者，研究協力者は原稿を閲覧し，訂正・追記などの意見を事務局に提出し，事務局では意見を踏まえて原稿の加筆修正を行った。

　研究班事務局では，すべての修正原稿をまとめ「急性感音難聴の診療の手引き（案）」を作成した。これについて平成29年5月20日に開催された日本聴覚医学会ガイドライン委員会で内容の検討が行われ，必要な加筆修正が行われた。また，平成30年5月17日に実施された日本耳鼻咽喉科学会学術委員会にて内容の検討が行われ，評価結果に基づき再度事務局にて必要な加筆修正が行われた。

4 エビデンスレベル，推奨グレード

　本診療の手引きに使用するエビデンスレベル，推奨グレードは『Minds 診療ガイドライン作成の手引き 2007』を参考に下記を用いた。急性感音難聴のうち，突発性難聴に関しては世界的に論文数も多く，また二重盲検試験を実施したエビデンスレベルの高い報告が散見される。一方，急性低音障害型感音難聴，外リンパ瘻，音響外傷，ムンプス難聴に関してはエビデンスレベルの高い報告は乏しいのが現状である。そこで，推奨グレードに関してはエビデンスレベルが低くても，現状の医療の普及度を勘案し，推奨される治療を記載することとした。記載した治療法の妥当性に関しては作成メンバーによるレビューを経て，可能な限り客観性をもたせるよう努めた。今後，疫学調査の推進とともに，より高いエビデンスレベルの報告が増えていくことが期待される。

エビデンスのレベル分類

I	システマティックレビュー / ランダム化比較試験のメタアナリシス
II	1つ以上のランダム化比較試験による
III	非ランダム化比較試験による
IVa	分析疫学的研究（コホート研究）
IVb	分析疫学的研究（症例対照研究，横断研究）
V	記述的研究（症例報告やケース・シリーズ）
VI	患者データに基づかない，専門委員会や専門家個人の意見

推奨グレード

A	強い科学的根拠があり，行うよう強く勧められる
B	科学的根拠があり，行うよう勧められる
C1	科学的根拠はないが，行うよう勧められる
C2	科学的根拠がなく，行わないよう勧められる
D	無効性あるいは害を示す科学的根拠があり，行わないよう勧められる

新しい検査法を扱った論文のエビデンスレベル分類
（外リンパ瘻システマティックレビューにて使用，p127 参照）

1	新しい診断検査と gold standard とされる検査を同時に行い，検査の特性を評価 注）本書では瘻孔の確認，外リンパ漏出所見を gold standard とした。
2a	新しい検査法と gold standard の両方を同時に行うのではなく，2つの異なるグループにそれぞれの方法を施行して比較
2b	新しい検査法を全員に施行し，過去のデータと比較
3	新しい検査法のみを全員に施行し，比較はなし

（肝癌診療ガイドライン 2005 年版より引用，改変）

■ 参考文献

1) 福井次矢，吉田雅博，山口直人．Minds 診療ガイドライン作成の手引き 2007，医学書院，2007.

5 　作成上の留意点

　本診療の手引きは，平成 26〜28 年度「難治性聴覚障害に関する調査研究班」および平成 29〜31 年度「難治性聴覚障害に関する調査研究班」の研究成果をもとに，研究代表者，研究分担者および研究協力者（執筆者一覧参照）により素案が作成された。

　さらに，平成 29〜31 年度「難治性聴覚障害に関する調査研究班」の研究成果をもとに，研究代表者，研究分担者および研究協力者により内容のレビューが行われた。

6 　利益相反

　本調査研究の，研究代表者および研究分担者は，あらかじめ各施設の利益相反委員会に利益相反に関する自己申告を行い，承認を得て研究を実施した。

　また，本診療の手引きでは，急性感音難聴の治療法としてステロイド剤，プロスタグランジン製剤，ATP 製剤，ビタミン製剤，補聴器，人工内耳に関して検討したが，その際，利益相反に配慮し，メーカー名を特定できない一般名（デキサメタゾン，プレドニゾロン，補聴器，人工内耳など）を用いるとともに，巻末に各治療法のエビデンスをまとめたシステマティックレビュー・サマリーを掲載し，可能な限り客観性をもたせるように努めた。

　なお，本診療の手引きの作成のための資金は平成 26〜28 年度「難治性聴覚障害に関する調査研究班」および平成 29〜31 年度「難治性聴覚障害に関する調査研究班」の研究費により賄われており，企業等からの資金の提供は受けていない。

Ⅱ　総論

1 対象疾患

　急性高度難聴の概念は昭和 57（1982）年に公式に認められたもので，突発性難聴を始めとする急激に発症する感音難聴をまとめた疾患概念である。昭和 48（1973）年に厚生省特定疾患「突発性難聴調査研究班」により突発性難聴の診断基準が策定され疾患概念が確立するとともに，鑑別疾患として特発性両側性感音難聴が定義された。また，突発性難聴と診断される症例のなかに含まれる疾患として，外リンパ瘻，ムンプス難聴の診断基準が作られ，その差と類似点が研究対象となった。最近では，低音域の難聴が主な症状である急性低音障害型感音難聴が独立疾患として取り上げられるようになってきている。

　急性感音難聴を来す疾患としては，突発性難聴，急性低音障害型感音難聴，メニエール病，外リンパ瘻，音響外傷，ムンプス難聴などが挙げられる。さらに，特発性両側性感音難聴，聴神経腫瘍，髄膜炎・ライム病・内耳梅毒・薬剤性難聴・自己免疫性疾患に伴う難聴，anterior inferior cerebellar artery（AICA）症候群など，急性の感音難聴を合併する種々の疾患が知られている。

　本診療の手引きでは，これら急性感音難聴を来し得る疾患のうち，平成 26〜28 年度「難治性聴覚障害に関する調査研究班」および平成 29〜31 年度「難治性聴覚障害に関する調査研究班」が研究対象としている，突発性難聴，急性低音障害型感音難聴，外リンパ瘻，ムンプス難聴，音響外傷の 5 疾患を中心に，急性感音難聴の診療および治療に関して取り上げた。この 5 疾患は，わが国において比較的罹患者頻度が高く，他に診療ガイドラインや診療の手引きが作成されていない疾患であり，なおかつ治療法が未確立の疾患であるため，現在までの知見に関してまとめるとともに文献レビューを行い，現時点で明らかとなっているエビデンスをまとめることで，標準的な診断・治療の流れを提示することを目的とした。

2　急性感音難聴の診断の流れ

　急性感音難聴を来す疾患としては，突発性難聴，急性低音障害型感音難聴，メニエール病のように原因不明の疾患，外リンパ瘻（一部は原因不明，内因性），音響外傷のような外因によるもの，またムンプス難聴のようなウイルス感染によるものなどが挙げられる。さらに，特発性両側性感音難聴，聴神経腫瘍，髄膜炎・ライム病・内耳梅毒・薬剤性難聴・自己免疫性疾患に伴う難聴，AICA症候群など，急性の感音難聴を合併する種々の疾患が知られている。したがって，急性感音難聴の診療においては，急性に生じた感音難聴という共通した臨床症状を示す疾患群のなかで鑑別診断を行うことが重要なポイントとなる。問診，聴覚検査，画像検査を実施するとともに，必要に応じて疾患特異的な検査を組み合わせて行い，総合的に判断することが必要である。

　急性感音難聴の診断の流れ（図1）としては，まず標準純音聴力検査を行い難聴の程度，難聴の型を明らかにすることに加え，伝音難聴，混合性難聴を除外する。急性に伝音難聴，混合性難聴を生じる疾患としては，外傷性耳小骨離断，滲出性中耳炎，気圧外傷などが考えられる。

　次に難聴の罹患が両側性か一側性かで大別する。本診療の手引きで取り上げる突発性難聴，急性低音障害型感音難聴，ムンプス難聴，外リンパ瘻では一側性難聴を呈することが多く，両側性に発症することは比較的稀である。両側性の難聴を呈する場合には他の疾患（髄膜炎後難聴，自己免疫性内耳障害，薬剤性難聴，遺伝性難聴，若年発症型両側性感音難聴，特発性両側性感音難聴，内耳梅毒，ライム病など）を疑う。ただし，突発性難聴では罹患者の1%程度，急性低音障害型感音難聴では7%程度，ムンプス難聴では4%程度に両側性の症例も認められるため，他の疾患の可能性が否定される場合には検討を行う必要がある。

　さらに聴力像から，難聴の障害部位が主に低音部に限定される低音障害型かその他の聴力像かで，急性低音障害型感音難聴やメニエール病を鑑別する。これらの疾患では治療に浸透圧利尿剤が用いられるなど，他の疾患と対応が異なるため分けて扱うことが適当である。低音障害型感音難聴のうち，難聴とめまい症状の反復を伴う場合はメニエール病であると考えられる。

　低音障害型以外の聴力像を呈する難聴の場合には，問診により発症の誘因・契機の有無により判断を行う。耳下腺腫脹後の発症など，臨床的にムンプスの罹患の関与が予想される場合にはムンプス難聴の可能性が考えられる。一般的に，ムンプスによる感音難聴は若年者での発症が多く高度難聴を呈する。また，発症時の状況から外リンパ瘻が疑われる場合がある。外リンパ瘻に伴う難聴や耳鳴，耳閉塞感の経過は急性，進行性，変動性，再発性など様々であるため，必ずしも臨床症状のみから診断することは容易ではない。また，強大音暴露後に発症した場合には，臨床的に急性音響性難聴や音響外傷と考えるのが妥当である。これら誘因を有する疾患に関しては，問診などで発症の契機を聴取するとともに

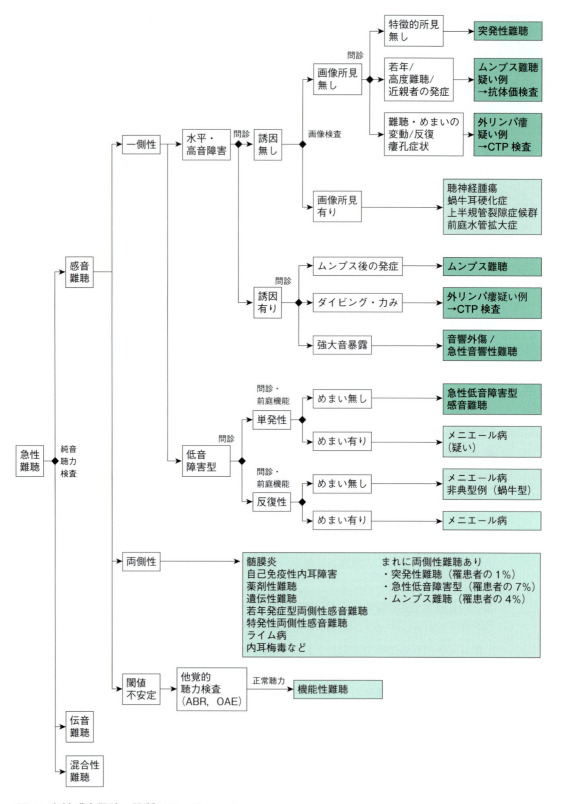

図1 急性感音難聴の診断フローチャート

臨床症状を踏まえ，総合的に判断することが必要となる。

　難聴発症の誘因・契機を有していない症例では，画像検査により他の急性感音難聴を来す疾患（蝸牛型耳硬化症，上半規管裂隙症候群，前庭水管拡大症，聴神経腫瘍）を除外する。突発性難聴症例の 2.7〜10.2％が聴神経腫瘍による難聴であるとの報告があるため，画像検査による鑑別は重要である。

　前述のような鑑別診断を実施しても原因が特定されない例では，突発性難聴，ムンプス難聴，外リンパ瘻などの可能性が考えられる。このうち，若年発症・高度難聴を呈する症例や近親者にムンプス罹患者のいた症例では，不顕性感染によるムンプス難聴の可能性があるため，必要に応じてムンプスウイルス血清学的検査を施行し鑑別診断を行う。また，難聴やめまいが変動・反復するような症例では外リンパ瘻が疑われる。手術で瘻孔部の確認がなされたり，中耳腔から cochlin-tomoprotein（CTP）が検出されれば確定診断となる。

　聴力検査による安定した閾値の得られない症例では，聴性脳幹反応（auditory brainstem response；ABR），耳音響放射検査（otoacoustic emissions；OAE）などの他覚的聴力検査を行い，機能性難聴を鑑別することが必要となる。また，必要に応じてアブミ骨筋反射などの検査を実施し，後迷路性難聴を除外する。

3 診断・治療方針

1 問診・聴覚検査・画像検査

　難聴は外耳，中耳，内耳，聴神経，聴覚中枢のいずれの障害でも起こり，様々な原因疾患からなる。このうち外耳，中耳に原因がある「伝音難聴」と，内耳，聴神経，聴覚中枢（後迷路）に原因がある「感音難聴」では治療方針が大きく異なるため，特に区別して取り扱う必要がある。また，「伝音難聴」と「感音難聴」が合併しているものを「混合性難聴」という（図2）。

　本診療の手引きにて取り扱う「急性感音難聴」の原因疾患の診断のためには，伝音難聴の鑑別を含め，①問診，②聴覚検査，③画像検査を組み合わせ，総合的に判断することが必要である。

1．問　診

　急性感音難聴を呈する疾患としては，本診療の手引きで取り扱う突発性難聴，急性低音障害型感音難聴，外リンパ瘻，ムンプス難聴，音響外傷に加え，メニエール病，聴神経腫瘍，髄膜炎，特発性両側性感音難聴，若年発症型両側性感音難聴，ライム病，内耳梅毒，薬剤性難聴，自己免疫性難聴などの疾患が含まれる。疾患ごとに病因，治療法が異なるた

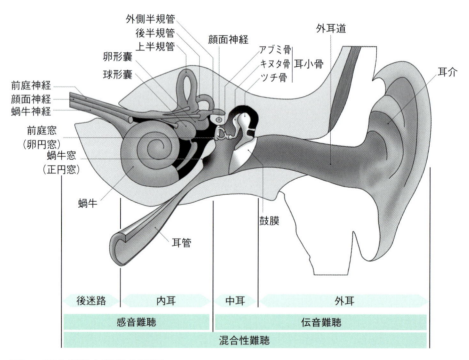

図2　耳の構造と難聴の種類

め各疾患の特徴を見逃さないように問診を行うことが必要である。

【問診項目】

・発症時期

・経過（急性か慢性か）

・契機となる事象の有無

・罹患側（一側性か両側性か）

・随伴症状（耳痛・耳漏の有無やめまいの随伴など）

・患者背景（既往歴など）

問診のポイント

● 発症時期：急性感音難聴であれば，発症時期によっては，積極的な治療を考慮すべきかどうかを決定する根拠となり得る。突発性難聴では，多くの報告で発症後早期の治療開始が予後と関連するとされている。平成26〜28年度「難治性聴覚障害に関する調査研究班」が実施した疫学調査でも，発症後7日以内の治療開始が予後良好因子となっていた[1]。また，AAO-HNSのガイドラインでも治療開始は発症後2週間以内が望ましく，4〜6週では治療効果は限定的であると明記されている[2]。

● 経過：本ガイドラインの対象は急性感音難聴であり，慢性経過のものは別疾患として除外すべき対象となる。慢性経過をとる感音難聴としては，特発性両側性感音難聴や加齢性難聴などが代表的である。また，経過として聴取すべき事項に変動の有無が挙げられる。メニエール病では難聴を含む蝸牛症状の発作を反復することが診断基準となっており[3]，外リンパ瘻では聴力の変動や進行性難聴であることが特徴的とされている[4]。

● 契機となる事象の有無：頭部外傷による直接的な内耳障害はもとより，頭蓋内圧の上昇や鼻かみやダイビングなどの中耳圧の変化を来す事象は，外リンパ瘻の誘因となると考えられている[4]。また，明らかな強大音の暴露歴（銃火器やコンサートなど）は，いわゆる音響外傷の診断に不可欠である。小児例においては，流行性耳下腺炎の既往（特に発症日から難聴出現までの日数）はムンプス難聴の診断に重要である。

● 罹患側：多くの急性感音難聴は一側性の発症である。両側発症するのは非常に稀であり，鑑別すべき疾患も下記のように限られている。

両側発症の例：髄膜炎・ライム病・内耳梅毒・薬剤性・自己免疫性疾患（Cogan症候群など）[2]

● 随伴症状：耳痛や耳漏などは，中耳炎をはじめとした感染・炎症性疾患を疑う症状である。また，めまいの随伴は内耳や後迷路の障害を考える根拠となり得る。急性感音難聴に顔面神経麻痺を伴っている場合には，やはり内耳道〜後迷路疾患を除外する必要があるものと考えられる。上記の症状に耳介や外耳道の発疹を伴う場合には，水痘帯状疱疹ウイルス（Varicella Zoster virus；VZV）によるRamsay Hunt症候群が鑑別に挙がる。

16 Ⅱ　総論

● 患者背景：精神的・身体的ストレスや睡眠不足など，急性感音難聴の誘因となる要因の聴取が挙げられる。また，高血圧や脂質異常症，不整脈といった心疾患の既往は循環障害のリスクファクターとして重要であり，稀ではあるが AICA 症候群などによる急性感音難聴もあるため，鑑別の根拠となり得る。さらに，特に小児例では最近あるいは過去のムンプス既往を聴取することは，ムンプス難聴の診断・除外のうえで重要と考える。

2. 聴覚検査

聴覚検査には種々のものがあるが，急性感音難聴の診断の基本は純音聴力検査による気導聴力閾値および骨導聴力閾値の測定である。純音聴力検査は，難聴の程度に加え，伝音難聴か感音難聴かの判別に必須の検査である。また，突発性難聴の診断基準の参考事項に「他覚的聴力検査またはそれに相当する検査で機能性難聴を除外する」とされていることより，OAE などの他覚的検査も併用する，あるいは純音聴力検査を複数回施行して閾値の安定性を確認するなどの検査を行い，機能性難聴の可能性を除外することが望ましい。

また，急性低音障害型感音難聴の診断基準の参考事項に「ティンパノメトリー，耳管機能検査測定装置などで耳管狭窄症，耳管開放症などの中耳疾患を除外する」とされていることより，同様に低音部の感音難聴がある症例では，ティンパノメトリー等を行うことも考慮する必要がある。

> **【聴覚検査項目】**
> ・耳鏡検査
> ・標準純音聴力検査（気導検査，骨導検査）
> ・自記オージオメトリー，SISI，ABLB
> ・語音聴力検査
> ・ティンパノメトリー，耳小骨筋反射検査
> ・耳音響放射検査（OAE）
> ・聴性脳幹反応（ABR），聴性定常反応（ASSR）

聴覚検査のポイント

● 耳鏡検査：難聴診察の最初に実施されることが多い。耳垢栓塞などの外耳道病変や鼓膜陥凹，鼓室滲出液の有無などの確認は，次の純音聴力検査を行ううえで重要な事前情報，また事前処置（耳垢除去など）となる。

● 純音聴力検査：純音聴力検査は，難聴の程度と，伝音難聴か感音難聴かの判定による病変部位の推定のために実施される，難聴診断では最も重要な検査の一つである。結果が感音難聴であれば，内耳性難聴もしくは後迷路性難聴のいずれかである。また，周波数別にみた場合には，白金製剤などによる薬剤性の内耳障害では高音障害，メニエール病や急性低音障害型感音難聴では低音部の障害など，聴力型も診断のうえで重要になる場

合がある。なお，一側性難聴の場合，健聴側のクロスヒアリングの影響を避けるため，適切にマスキングを行うことが重要である。

● 自記オージオメトリー，SISI，ABLB：内耳性難聴の特徴に補充現象（リクルートメント現象）がある。補充現象の検出のための検査として自記オージオメトリーや閾値上検査（SISI，ABLB）を施行することは，病態診断のうえで重要と考えられる。

● 語音聴力検査：語音弁別能検査・語音聴取閾値検査は，聴力検査の情報に補足するかたちで，実施される。伝音難聴では，最高語音明瞭度は100％近くまで到達するのに対し，感音難聴ではこれが低下し，特に後迷路性難聴では語音弁別能の高度低下や，提示音圧を上げることにより明瞭度が低下する roll over 現象が認められる場合がある[5]。

● ティンパノメトリー，耳小骨筋反射検査：本診療の手引きの対象である急性感音難聴の診断においては重要性は低いが，伝音難聴や混合性難聴の場合には，その障害の程度の判定や，障害部位診断のために実施される。

● 耳音響放射検査，聴性脳幹反応，聴性定常反応：いずれも他覚的検査として，重要な検査である。耳音響放射検査（OAE）は内耳由来の音響現象であり，外耳道に挿入した音響プローブにより検出され，内耳機能の他覚的検査の指標として実施される検査のなかでは比較的簡便な検査である。純粋な後迷路性難聴では，正常に反応が得られる場合があるとされている。聴性脳幹反応（ABR）・聴性定常反応（auditory steady state response；ASSR）はいずれも他覚的検査であり，OAE と比較して閾値を評価できる利点があるが測定はやや煩雑である。ABR は反応波形から，障害部位の推定が可能な場合がある。従来から聴神経腫瘍の診断に有用とされ，特に腫瘍が1 cm を超える場合には検出感度が高いが，腫瘍が小さい場合や高音部の難聴が高度の場合には検出感度が低いとされている[6]。また，これらの検査は特に小児例で，閾値評価や機能性難聴の除外に重要である。

3. 画像検査

　急性感音難聴の診断において，画像検査は後迷路性難聴の病変部位を同定する目的で行われることが多く，MRI を行うことが推奨される。特に突発性難聴の2.7〜10.2％が聴神経腫瘍による難聴であると報告があり，鑑別診断として画像診断を行うことは重要である。

【画像検査項目】
・CT
・MRI

画像検査のポイント

● CT：側頭骨 CT 検査は，感音難聴に限った場合には施行の意義は低いと考えられ，AAO-HNS のガイドラインにおいても "Strong recommendation against" という扱い

になっている。同ガイドラインには，頭部外傷やその他の脳神経症状がある場合，MRI
が施行できない場合，側頭骨病変を強く疑うエピソードや所見がある場合（真珠腫など
の中耳炎を考える鼓膜所見や悪性腫瘍の側頭骨転移やPaget病など）の使用に限定す
べきという記載がある[2]。

● MRI：MRIについては後迷路性難聴，特に小脳橋角部や内耳道腫瘍の検出には有効と
考えられる。AAO-HNSのガイドラインでも後迷路性病変の除外については
"Recommendation"であるが，ABRと経過観察の組み合わせも選択肢として挙げてい
る。急性感音難聴でMRIを実施した場合，病因となるような異常が検出される割合は
7〜13.8％との記載もある[2]。さらには近年，造影MRIを用いた内リンパ水腫の評価も
行われるようになっており，病態評価としてのMRIは部分的に有効であるものと考え
る[7-9]。

■ 参考文献

1) Kitoh R, Nishio SY, Ogawa K, et al. Nationwide epidemiological survey of idiopathic sudden sensori-neural hearing loss in Japan. Acta Otolaryngol 2017 ; 137（Suppl 565）: S8-16.
2) Stachler RJ, Chandrasekhar SS, Archer SM, et al. Clinical practice guideline: sudden hearing loss. Otolaryngol Head Neck Surg 2012 ; 146（Suppl 3）: S1-35.
3) 日本めまい平衡医学会編．メニエール病診療ガイドライ2011年版，東京，金原出版，2011.
4) 池園哲郎．外リンパ瘻 診断基準の改定と臨床所見の特徴．Equilibrium Res 2013 ; 72 : 215-21.
5) Jerger J, Jerger S. Diagnostic significance of PB word functions. Arch Otolaryngol 1971 ; 93 : 573-80.
6) Fortnum H, O'Neill C, Taylor R, et al. The role of magnetic resonance imaging in the identification of suspected acoustic neuroma : a systematic review of clinical and cost effectiveness and natural history. Health Technol Assess 2009 ; 13 : 1-154.
7) Nakashima T, Naganawa S, Sugiura M, et al. Visualization of endolymphatic hydrops in patients with Meniere's disease. Laryngoscope 2007 ; 117 : 415-20.
8) Fukuoka H, Tsukada K, Miyagawa M, et al. Semi-quantitative evaluation of endolymphatic hydrops by bilateral intratympanic gadolinium-based contrast agent（GBCA）administration with MRI for Meniere's disease. Acta Otolaryngol 2010 ; 130 : 10-6.
9) Shimono M, Teranishi M, Yoshida T, et al. Endolymphatic hydrops revealed by magnetic resonance imaging in patients with acute low-tone sensorineural hearing loss. Otol Neurotol 2013 ; 34 : 1241-6.

② 疾患特異的な検査

急性感音難聴の診断の際には問診，聴覚検査，画像検査に加えて疾患特異的な検査が必
要な場合がある。疾患特異的な検査としては，外リンパの漏出を検出し外リンパ瘻の診断
を行うための外リンパ瘻CTP検査，ムンプス難聴（特に不顕性感染例）を確定診断する
ためのムンプスウイルス血清学的検査が挙げられる。また，突発性難聴，外リンパ瘻など
の疾患では耳鳴や前庭機能障害を伴う症例も多いことより，耳鳴，前庭機能検査が必要と
なる場合も多い。

1. 外リンパ瘻CTP検査··

外リンパ瘻の診断法であるCTP検査はわが国において開発され，現在多施設共同研究として実施されている。

1）外リンパ瘻診断マーカーの歴史

過去に，外リンパ瘻診断マーカー候補物質がいくつか提唱されている。脳脊髄液に比較的特異的に検出される蛋白であるbeta-2 transferrinは外リンパ漏出のマーカーとして流用され多くの論文が報告された[1,2]。しかし，中耳に外リンパが漏出していたとしても，これをサンプルとして採取する過程で希釈されること，さらにbeta-2 transferrinを少なからず含有する血液がサンプルに混入することで検査の特異度が低下し，外リンパの漏出診断が難しくなることから診断マーカーとしての利用価値は否定されている[3,4]。

Beta-trace protein（prostaglandin D synthase）も脳脊髄液の漏出診断マーカーとして最初に報告されたものであるが[5]，内耳液にはさらに高濃度のbeta-trace proteinが含まれているという報告もあり，外リンパ漏出診断のマーカーとなり得ることが報告された。しかしながら，外リンパ漏出を判定する適度なカットオフ値が報告されておらず外リンパ瘻の診断マーカーとはなっていない[6,7]。一方，頭蓋底骨折に伴う髄液耳漏，鼻漏例における有用性と診断性能が最近報告された[8]。Gusherのように明らかに内耳からの髄液漏もあることから，外リンパ瘻の漏出液は髄液である可能性もあり，今後，中耳洗浄液からのbeta-trace protein測定によって新知見が得られる可能性がある。

蛍光色素を髄注して外リンパ漏出のマーカーに使用とする試みも報告されたが，蛍光色素が血液に移行し中耳全体に検出されてしまうなどの報告もあり，診断法としては確立しなかった[9,10]。

2）Cochlin-tomoprotein（CTP）

診断性能が報告されている外リンパ特異的蛋白診断マーカーとしてCTPがある。CTPはcochlinのアイソフォームの一つで，外リンパに特異的に高濃度で検出されており，血液，脳脊髄液，唾液には存在しないため，外リンパ瘻診断マーカーとなり得る物質である[11,12]。以前は手術や内視鏡で外リンパ漏出の有無を判断していたが，総量が150μLしかない外リンパの漏出を確認できるか否か議論があった。その意味で，外リンパ特異的蛋白CTPを用いた客観的かつ低侵襲な生化学的診断法は意義の高い検査であるといえる。CTPは常温放置や凍結融解などでも変性しづらい安定した蛋白であり，生化学的客観診断が可能である。中耳洗浄液におけるCTP陽性・陰性のカットオフの設定は容易ではないが，本書に記載した数値（CTP検査の手技と注意点：p20，表12：p74）を判定基準として採用している。なお，CTP検査が陰性であっても，外リンパ瘻を否定するものではないことには留意する必要がある（後述）。外リンパ瘻の診断には，CTP検査の判定結果単独での診断ではなく，臨床症状やその他の所見が重要となる。

2012年には，ポリクローナル抗体を用いたELISAキットが作成され，国内においては

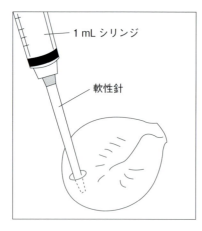

図3 鼓膜切開部から軟性針を挿入

受託検査会社である（株）エスアールエルがCTP検査を開始し，2016年度は全国約170病院で検査が可能になっている。本検査は「医師主導多施設共同研究」として埼玉医科大学が運営し，（株）エスアールエルに委託して実施されている。2018年7月からはモノクローナル抗体ELISAキットを使用した検査へとバージョンアップし，検査が行われている。

3）CTP検査の手技と注意点
●機器と準備：鼓膜切開の準備，1 mLシリンジ，生理食塩水，サンプル提出用の専用チューブ，共同研究専用検査伝票を用意する。
●検査手順：
①鼓膜切開後，もしくは外傷性鼓膜穿孔から，手術中には術野で，それぞれサンプルを採取する。
②1 mLシリンジに血管内留置針などの軟性針を装着する。
③生理食塩水を中耳に0.3 mL注入した後，この液体を回収し，さらに2回程度出し入れして漏出外リンパを生理食塩水に補足，回収する（図3）。
④血球やデブリの除去のために，シリンジを直立させ数時間静置，もしくは遠心器で遠心分離した後，上清を採取してサンプルチューブに入れ凍結保存する。
●検査のコツ：
・なるべく0.1 mLの中耳洗浄液を回収するようにする。実際には0.05 mLでも検査は可能であるが再検査にも対応できる量が望ましい。稀に中耳蜂巣が大きい症例では，検査サンプルが回収できないことがある。このような場合には，さらに0.1 mLの生理食塩水を追加注入する。総量0.4 mLを利用した場合には，カットオフ値を換算して陽性・陰性を判定する。
・血液がなるべく混入しないように注意する。基礎研究では血液に極微量のCTPが含まれる検体もあったが，中耳洗浄液では血液がさらに希釈されCTPが検出感度以下となるため，血液の混入は通常偽陽性の原因とはならないと考えられる。
・最初に注入した生理食塩水0.3 mLのみを使用しこれを出し入れする。実際に過去に経

験した「誤った検査方法」の実例を記す。

例1：0.3mLの生理食塩水を3回使用し，合計0.9mLのサンプルを採取した。

例2：0.3mLの生理食塩水を2回使用し，これを破棄，再度の0.3mLで中耳を洗浄しサンプルとした。

4）CTP検査結果の解釈

現在使用しているポリクローナル抗体ELISAキットのカットオフ値は以下のとおりである。

- ・0.8 ng/mL以上が陽性
- ・0.4以上0.8 ng/mL未満が中間値
- ・0.4 ng/mL未満が陰性

CTP検査が陽性であれば外リンパの漏出があると判断できる。臨床症状，病歴から外リンパ瘻が疑われるが，CTP検査が陰性の場合には，①外リンパの漏出が自然に停止した，②間歇的あるいは微量の漏出だった，③外リンパ瘻以外の病態である，といった可能性が考えられる。

●ピットフォール：CTPは新規診断マーカーで，検体となる中耳洗浄液も新規生体検査材料である。このため未知の偽陽性因子・偽陰性因子が存在する可能性がある。歴史が浅いCTP検査はこの意味で十分に検討されているとは言いがたい。したがって，CTP検査の判定結果単独で診断するのではなく，他の臨床所見も重要となる。ELISA法によるCTP検査では結果が出るまで数週間を要するため，急性例での術前診断を行う際には制限が生じる。症状が遷延している症例，慢性に経過する症例ではこの問題は生じない。

5）多施設共同研究の結果

2014年4月〜2015年3月までの間に，共同研究施設で外リンパ瘻を疑いCTP検査を施行した497例667検体を対象として，外リンパ瘻の原因・誘因カテゴリー（表11，p73参照）ごとの陽性率を検討した多施設共同研究の報告がある。カテゴリー1は原因によって陽性率が異なり，アブミ骨直達外傷は45%，交通外傷は29%，頭部外傷は16%が陽性だった。カテゴリー2：外因性（ダイビングなど）は陽性が12%，中間値が15%，陰性が73%，カテゴリー3：内因性（鼻かみ，力みなど）は陽性が26%，中間値が19%，陰性が55%，カテゴリー4：特発性（明らかな原因・誘因がない）は陽性が21%，中間値が19%，陰性が59%であり，カテゴリー間での陽性率に有意差は検出できなかった[13]。全体として，外リンパ瘻を疑った症例の約20%でCTP検査が陽性だった。なお，この陽性率を導き出した母集団は，臨床所見より主治医が外リンパ瘻を否定できないと判断し検体を提出した症例であることに留意する必要がある。

■ 参考文献

1) Bassiouny M, Hirsch BE, Kelly RH, et al. Beta 2 transferrin application in otology. Am J Otol 1992 ;

13 : 552-5.

2) Buchman CA, Luxford WM, Hirsch BE, et al. Beta-2 transferrin assay in the identification of peri-lymph. Am J Otol 1999 ; 20 : 174-8.

3) Levenson MJ, Desloge RB, Parisier SC. Beta-2 transferrin : limitations of use as a clinical marker for perilymph. Laryngoscope 1996 ; 106 : 159-61.

4) Rauch SD. Transferrin microheterogeneity in human perilymph. Laryngoscope 2000 ; 110 : 545-52.

5) Bachmann G, Petereit H, Djenabi U, Michel O. Predictive values of beta-trace protein (prostaglan-din D synthase) by use of laser-nephelometry assay for the identification of cerebrospinal fluid. Neurosurgery 2002 ; 50 : 571-6.

6) Risch L, Lisec I, Jutzi M, et al. Rapid, accurate and non-invasive detection of cerebrospinal fluid leakage using combined determination of beta-trace protein in secretion and serum. Clin Chim Acta 2005 ; 351 : 169-76.

7) Michel O, Petereit H, Klemm E, et al. First clinical experience with beta-trace protein (prostaglan-din D synthase) as a marker for perilymphatic fistula. J Laryngol Otol 2005 ; 119 : 765-9.

8) Bernasconi L, Pötzl T, Steuer C, et al. Retrospective validation of a beta-trace protein interpretation algorithm for the diagnosis of cerebrospinal fluid leakage. Clin Chem Lab Med 2017 ; 55 : 554-60.

9) Poe DS, Gadre AK, Rebeiz EE, Pankratov MM. Intravenous fluorescein for detection of perilym-phatic fistulas. Am J Otol 1993 ; 14 : 51-5.

10) Gehrking E, Wisst F, Remmert S, Sommer K. Intraoperative assessment of perilymphatic fistulas with intrathecal administration of fluorescein. Laryngoscope 2002 ; 112 : 1614-8.

11) Ikezono T, Shindo S, Sekiguchi S, et al. Cochlin-tomoprotein : a novel perilymph-specific protein and a potential marker for the diagnosis of perilymphatic fistula. Audiol Neurootol 2009 ; 14 : 338-44.

12) Ikezono T, Shindo S, Sekiguchi S, et al. The performance of Cochlin-tomoprotein detection test in the diagnosis of perilymphatic fistula. Audiol Neurootol 2010 ; 15 : 168-74.

13) Matsuda H, Sakamoto K, Matsumura T, et al. A nationwide multicenter study of the Cochlin to-mo-protein detection test : clinical characteristics of perilymphatic fistula cases. Acta Otolaryngol 2017 ; 137 (Suppl 565) : S53-9.

2. ムンプスウイルス血清学的検査

　ムンプスウイルスの血清学的検査は，ムンプス難聴の診断基準（1987年改定）において「臨床的にムンプスが明らかでない症例で，急性高度感音難聴発症直後から2〜3週間後にかけて血清ムンプス抗体価が有意の上昇を示した症例」と定義されている不顕性感染例の確定診断に必要不可欠な検査である。また，新しい診断基準（2013年改定）においても「急性高度感音難聴発症後3カ月以内にムンプスIgM抗体が検出された症例」と定義されており，やはり不顕性感染例の診断に必要な検査となっている。

　ムンプスウイルスの血清学的検査には，補体結合試験（complement fixation test；CF法），赤血球凝集抑制試験（hemagglutination inhibition test；HI法），ウイルス中和試験（neutralization test；NT法），酵素抗体法（enzyme-linked immunosorbent assay；ELISA法）などの方法がある（表1）。

　CF法は，判定の容易さからかつては広く用いられていたが，感度が低いため現在はあまり用いられていない。HI法も判定が容易であるが，被検血清の前処理が必要であること，麻疹や風疹の場合に比べて感度が低いことから使われなくなっている。NT法は，感度，特異度ともに最も優れた方法であるが[1]，細胞培養を必要とし，手技が煩雑で時間を

表1 ムンプスの血清学的検査法の特徴

検査法	主な器材	手技	感度
補体結合試験（CF 法）	補体 感作ヒツジ血球	やや煩雑	低い
赤血球凝集抑制試験（HI 法）	96-well プレート モルモット赤血球	容易	やや低い
ウイルス中和試験（NT 法）	攻撃用ウイルス Vero 細胞 24-well プレート モルモット補体	煩雑	高い
酵素抗体法（ELISA 法）	市販キット	容易	高い

〔国立感染症研究所. ムンプスウイルス病原体検査マニュアル（平成 27 年 1 月版）より引用〕

要することから，一般にはあまり普及していない。しかし，その測定値は抗体の感染防御活性を直接反映することから，ワクチンの効果判定には最も適した抗体測定方法である。ELISA 法は，IgM 抗体と IgG 抗体を測定するキットが複数市販されている。陰性・陽性を決めるカットオフ値の設定に難しさのあるものの，手技の容易さと感度の高さから近年は汎用されている[2]。ただし，保険診療においては IgM 抗体と IgG 抗体を同一日に測定した場合，いずれか一方の保険点数を算定することになっているため留意が必要である。

CF 法，HI 法，NT 法では，急性期の血清と 2～4 週間程度の間隔を空けて採取した回復期の血清（ペア血清）で，4 倍（2 管）以上の抗体価上昇があればムンプスウイルスの感染を受けたと判断できる[3]。ELISA 法では，IgM 抗体を検出するか，ペア血清で IgG抗体価の 2 倍以上の上昇をもって近時感染を判断する。しかし，ELISA 法による IgM 抗体の場合，偽陽性反応が認められる場合があること，再感染時にも検出されることがあるので注意が必要である[4, 5]。初感染と再感染の鑑別には IgG 抗体の avidity（結合強度）の測定が有用である[6]。

過去の感染歴を判断するうえでは，血清抗体価が HI 法で 8 倍以上，CF 法，NT 法で 4倍以上であればムンプスウイルスの感染既往があると判断できる。ただし，これらの方法で抗体陰性であっても感染既往がないとはいえない。感染既往があるかどうかの判断には，HI 法や CF 法よりも ELISA 法による IgG 抗体の証明が有用である。

■ 参考文献

1) 菱山美智子，伊藤康彦，山田章雄. ムンプスウイルスの補体添加中和試験に関する研究. 臨床とウイルス 1984；12：74-80.
2) 国立感染症研究所. ムンプスウイルス病原体検査マニュアル（平成 27 年 1 月版），2015.
3) 千葉峻三. 流行性耳下腺炎「感染症の診断・治療ガイドライン」. 日本医師会雑誌（臨時増刊）1999；122：220-4.
4) 福田 諭. 非特異的な経過を呈したムンプス難聴症例の検討. 厚生労働省難治性疾患克服研究事業 急性高度難聴に関する調査研究 平成 15 年度総括・分担研究報告書 1/2 冊，2004；pp41-3.
5) 内田真哉，鈴木敏弘，久 育男. 健常者及び急性感音性難聴患者の抗ムンプス IgM 抗体陽性率. Audiology Japan 2003；46：291-2.

6) Gut JP, Lablache C, Behr S, Kirn A. Symptomatic mumps virus reinfections. J Med Virol 1995 ; 45 : 17-23.

3. 耳鳴検査

　耳鳴とは，外界から音刺激がないのに耳の中あるいは頭蓋内で音が感じられることであり，突発性難聴にも伴うことがある。耳鳴検査は，耳鳴の特徴と難聴との関連を知り，治療法を考え，治療結果の判定を行うことを前提に検査を行う。

　耳鳴検査は問診，質問票によって患者の自覚的表現を分析する検査と，検査機器を用いて耳鳴の性状を評価しようとする検査の2つに分けられる。
① 耳鳴の自覚的大きさ，苦痛度，擬声語
② 耳鳴ピッチ・マッチ検査，耳鳴ラウドネス・バランス検査，遮蔽検査
③ 耳鳴の苦痛度，重症度評価：THI
④ 生活障害度評価：SDS（うつ），STAI（不安），PSQI（睡眠）

1）耳鳴ピッチ・マッチ検査，耳鳴ラウドネス検査

　耳鳴ピッチ・マッチ検査，耳鳴ラウドネス・バランス検査，遮蔽検査はオージオメータなどを使用して行う。
● 耳鳴ピッチ・マッチ検査：耳鳴検査のなかでは最も重要である。様々な検査音のなかから耳鳴音に一致する（近似する）高さの音を選び出す検査である。下記の2種類の検査法がある。
　　・固定周波数ピッチ・マッチ：検査周波数を一定の周波数に固定
　　・連続周波数ピッチ・マッチ：周波数を連続的に変化させる方法
● 耳鳴ラウドネス・バランス検査：ピッチ・マッチ検査で得られた耳鳴周波数の純音を用いて，耳鳴の大きさを調べる。
● 遮蔽検査：ピッチ・マッチ検査で得られた耳鳴周波数を中心周波数とする帯域雑音を遮蔽音として2～3秒間与え耳鳴の大きさを調べる。
① 遮蔽音は低い音のレベルから始める。
② 5 dB ステップで音を上昇させていき，遮蔽されて聴こえなくなる遮蔽音の最小レベルを求める。
③ 検査結果は，オージオグラムに遮蔽検査の結果とわかる方法で遮蔽音の最小レベルを求める。

2）Tinnitus handicap inventory（THI）

　耳鳴の日常生活に与える苦痛度を評価する質問25問を尋ねる。よくある（4点），たまにある（2点），ない（0点）で回答を行い，最大で100点（25問×4点）となる。
　1,424例の耳鳴患者を対象に，THIとうつ傾向をはかる質問紙，Self-rating Depression Scale（SDS）との関係をみたところ，THI重症例の4割にうつ傾向があることが明らか

になっていることより，うつや睡眠障害の合併に注意し治療を行う必要がある。THI による苦痛の重症度を4段階に分類した。20点以上の改善が認められた場合，有効とみなす。

【THI による耳鳴の苦痛の重症度】
1. 苦痛なし　　　　：0～ 16点
2. 軽度の苦痛度　　：18～ 36点
3. 中等度の苦痛度　：38～ 56点
4. 高度な苦痛度　　：58～100点

3）その他の検査

その他に，耳鳴の visual analogue scale（VAS）などが用いられる。うつなどの背景因子をみる場合には，心理検査 SDS（うつ），State-Trait Anxiety Inventory（STAI，不安）も有効である。

■ 参考文献
1）日本聴覚医学会編．聴覚検査の実際：13. 耳鳴検査，南山堂，2017.

4. 前庭機能検査

急性感音難聴における前庭機能検査（図4，表2）としては，次のような検査が行われる[1]。
①体平衡機能検査
②眼振検査（非注視下での頭位，頭位変換，頭振検査など）
③温度眼振検査
④ Head impulse test（HIT）
⑤前庭誘発筋電位（vestibular evoked myogenic potential；VEMP）

これらの前庭機能検査は，急性感音難聴の診療において以下の意義がある。
（1）眼振等が客観的検査に認められれば，内耳障害が存在していると診断できる。

急性感音難聴のプライマリケアにおいては，純音聴力検査のみから感音難聴を証明することが困難な場合もある。例えば一側性の軽度感音難聴の場合，陰影聴取によって，患側の骨導閾値が見かけ上，正常と記録される場合などである。

（2）急性感音難聴の経過中の病期の判別に役立つ。

例えば，突発性難聴の経過中，急性期に前庭機能障害が強い場合には患側向きの眼振が出現し，その後は健側向きの眼振に変化する。その後，前庭代償が成立した場合には眼振は認められなくなる。また，外リンパ瘻のように前庭機能障害が変動する場合にはそれを反映した検査所見が得られる。

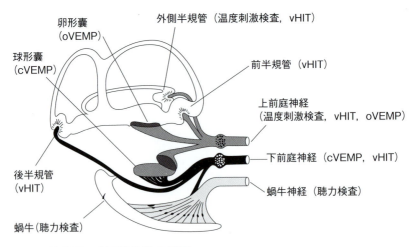

図4 前庭系の内耳機能検査概要
〔Curthoys Is. Laryngoscope 2012；122：1342-52 および瀬尾 徹. Equilibrium Research 2017；76：219-24 を改変〕

表2 Head impulse test および前庭誘発筋電位検査

検査	方法	評価項目	起源	求心路
水平半規管 HIT	水平面でのインパルス刺激。頭部を検査耳へ向かう方向へ回転させる	VOR gain, CUS	水平半規管	上前庭神経
前半規管 HIT	Pitch 面でのインパルス刺激。検査耳の前半規管平面でうつむく方向へ回転させる	VOR gain, CUS	前半規管	上前庭神経
oVEMP（ocular）	前額の骨導振動刺激あるいは一側耳の気導刺激	対側眼球直下にみられるN1-P1 頂点間振幅	卵形嚢	上前庭神経
cVEMP（cervical）	一側耳の気導刺激	同側胸鎖乳突筋にみられるp13-n23 頂点間振幅	球形嚢	下前庭神経
後半規管 HIT	Pitch 面でのインパルス刺激。検査耳の後半規管平面で顎を上げる方向へ回転させる	VOR gain, CUS	後半規管	下前庭神経

VEMP：vestibular evoked myogenic potential, HIT：head impulse test

（3）急性感音難聴の病態の把握や予後診断に役立つ。
急性感音難聴でめまいを伴う場合には，病変が蝸牛のみならず前庭に及んでいると判断できる。

1）体平衡機能検査

両脚起立検査（Romberg 検査）がまず行われる。閉眼させると開眼時に比べてふらつきが著しい場合，Romberg 徴候陽性とする。Romberg 徴候陽性の場合には，前庭機能か深部感覚（位置覚，振動覚などを司る脊髄後索，末梢神経）の障害を意味する。

2）眼振検査

注視眼振検査，自発眼振検査，頭位，頭位変換眼振検査などを行う。一般に前庭性の眼振では，注視眼振よりも CCD カメラあるいは Frenzel 眼鏡による非注視の条件における自発眼振のほうが増強する（固視抑制の解除による眼振の増強）。また頭位眼振検査では，患側下向きで眼振が増強することが多い。水平回旋混合性眼振の方向は一般に健側向きとなる（麻痺性眼振）が，発症直後や発作急性期には患側向き眼振も観察される（刺激性眼振）。

3）温度眼振検査

仰臥位で頭部を 30° 前屈し，水平半規管を垂直にして刺激する。誘発される眼振の持続時間あるいは眼振の最大緩徐相速度で評価する。温度刺激には冷温交互法（30℃の冷水と44℃の温水による刺激法），少量注水法（20℃の冷水 5 mL，20 秒刺激法），0〜4℃の氷水を用いる方法などがあり，全国の病院を対象に実態調査が行われている[4]。水平半規管-上前庭神経系の機能を判定する検査で，前庭機能の異常を検出するうえで最も歴史が長く頻用される。

4）Head impulse test（HIT）

急激な回転刺激を加え前庭眼反射を観察する[5,6]。検者は被検者と向かい合い，検者の鼻もしくは眉間を注視させ，頭部を受動的に，左右方向へランダムに，急速に，100°/秒以上の素早い回転刺激を半規管平面に一致する方向に加えて，なおかつ一瞬で止める。前庭眼反射に障害があると，眼位と指標の間にずれが生じ，これを補うために急速眼球運動（catch-up saccade；CUS）が生じる。眼球運動を録画し解析する機能をもつ機器 videoHIT（vHIT）も開発され[7]，カロリックテストとの比較検討も行われ本検査の有用性が高く評価されている[8,9]。

5）前庭誘発筋電位（VEMP）

耳石器の機能検査として最も頻用される検査である。音響刺激によって同側の胸鎖乳突筋にみられる短潜時の前庭誘発頸筋電位（cervical VEMP；cVEMP）は，球形嚢-下前庭神経を介する反応で，球形嚢の機能検査として応用される。音響刺激による反応ではあるが，聴覚に依存せず高度感音難聴や聾においても記録できる。しかし，20 dB 以上の気導骨導差をもつ伝音難聴では記録できない。さらに，音刺激と対側の眼球直下にみられる前庭誘発眼筋電位（ocular VEMP；oVEMP）もあり，これは卵形嚢-上前庭神経を介する反応であり，卵形嚢機能検査として応用される[10-12]。

■ 参考文献

1) 日本めまい平衡医学会. 平衡機能検査の基準化のための資料.
   http://www.memai.jp/
2) Curthoys IS. The interpretation of clinical tests of peripheral vestibular function. Laryngoscope 2012 ; 122 : 1342-52.
3) 瀬尾　徹. vHIT と VEMP の診断的価値：半規管障害と耳石器障害 VEMP の診断的価値. Equilibrium Research 2017 ; 76 : 219-24.
4) 日本めまい平衡医学会診断基準化委員会. 温度刺激検査（カロリックテスト）に関するアンケート調査結果. Equilibrium Research 2015 ; 74 : 126-33.
5) Halmagyi GM, Chen L, MacDougall HG, et al. The Video Head Impulse Test. Front Neurol 2017 ; 8 : 258.
6) 千原康裕. 平衡機能検査 Head Impulse Test. 臨床検査 2008 ; 52 : 1479-82.
7) Weber KP, MacDougall HG, Halmagyi GM, Curthoys IS. Impulsive testing of semicircular-canal function using video-oculography. Ann N Y Acad Sci 2009 ; 1164 : 486-91.
8) 新藤　晋, 杉崎一樹, 伊藤彰紀, 他. video Head Impulse Test と温度刺激検査の相互評価. Equilibrium Research 2015 ; 74 : 541-51.
9) MacDougall HG, McGarvie LA, Halmagyi GM, et al. A new saccadic indicator of peripheral vestibular function based on the video head impulse test. Neurology 2016 ; 87 : 410-8.
10) Papathanasiou ES, Murofushi T, Akin FW, Colebatch JG. International guidelines for the clinical application of cervical vestibular evoked myogenic potentials : an expert consensus report. Clin Neurophysiol 2014 ; 125 : 658-66.
11) 室伏利久, 小宮山櫻子, 千原康裕, 他. cVEMP の臨床応用に関する国際ガイドラインについて. Equilibrium Research 2014 ; 73 : 485-95.
12) 瀬尾　徹. 目で見る耳の検査：VEMP. JOHNS 2011 ; 27 : 777-81.

③ 基本的な治療方針

　急性感音難聴の治療に関しては，その急性期にはステロイド剤を中心とする薬物治療が行われる。

　突発性難聴に対するステロイド全身投与の有効性に関しては，現時点でエビデンスは確立していないものの，多くの文献で無治療群よりも良好な聴力改善を認めることが報告されていること，他に有効な治療法が確立していないことより，実質的には標準治療となっている[1]。また近年では，ステロイド鼓室内投与が，初期治療，あるいは初期治療で改善のみられなかった症例のサルベージ治療として用いられている。ステロイド鼓室内投与は全身投与と比較して副作用を抑制可能であることより，糖尿病合併例などの治療の際には初期治療として用いられるケースも増えている。ステロイド剤に加えて，血管拡張薬，代謝改善薬，ビタミン製剤などを併用する場合が多い。また，高気圧酸素療法（Hyperbaric oxygen therapy ; HBOT）が用いられることもある。しかしながら，現時点では有効な治療法が確立しておらず，約 1/3 の症例では治癒，1/3 の症例では聴力の部分回復，1/3 の症例では改善が認められず難聴が残存する[1-3]。

　急性低音障害型感音難聴の場合には，ステロイド剤に加えて推定病態である内リンパ水腫への効果を期待して浸透圧利尿剤を用いる場合が多い。急性低音障害型感音難聴は一般

に予後良好であるが[4-6]，初期治療で効果の認められなかった症例では難聴が残存する。

　急性期の薬物治療に対して改善が不十分であった場合，一側性難聴に伴うハンディキャップへの対応が必要となる。成人発症の突発性難聴による一側性高度難聴症例のハンディキャップについて検討した日本のアンケート調査では，両側性難聴患者が重度ハンディキャップ（HHIA スコア：49.3±13.6）であったのに対し，一側性難聴では中等度のハンディキャップ（HHIA スコア：35.8±13.9）を有していたと報告されている[1]。AAO-HNS のガイドラインでも，急性難聴に対するリハビリテーションは "Strong recommendation" となっている[7]。特に本項ではリハビリテーションのうち，聴覚補償である補聴器と人工内耳について触れる。

■ 参考文献

1) Kitoh R, Nishio SY, Ogawa K, et al. Nationwide epidemiological survey of idiopathic sudden sensorineural hearing loss in Japan. Acta Otolaryngol 2017 ; 137（Suppl 565）: S8-16.
2) Mattox DE, Simmons FB. Natural history of sudden sensorineural hearing loss. Ann Otol Rhinol Laryngol 1977 ; 86 : 463-80.
3) Okada M, Hato N, Nishio SY, et al. The effect of initial treatment on hearing prognosis in idiopathic sudden sensorineural hearing loss : a nationwide survey in Japan. Acta Otolaryngol 2017 ; 137（Suppl 565）: S30-3
4) Yamasoba T, Kikuchi S, Sugasawa M, et al. Acute low-tone sensorineural hearing loss without vertigo. Arch Otolaryngol Head Neck Surg 1994 ; 120 : 532-5.
5) Yoshida T, Sone M, Kitoh R, et al. Idiopathic sudden sensorineural hearing loss and acute low-tone sensorineural hearing loss : a comparison of the results of a nationwide epidemiological survey in Japan. Acta Otolaryngol 2017 ; 137（Suppl 565）: S38-43.
6) Sato H, Kuwashima S, Nishio SY, et al. Epidemiological survey of acute low-tone sensorineural hearing loss. Acta Otolaryngol 2017 ; 137（Suppl 565）: S34-7.
7) Stachler RJ, Chandrasekhar SS, Archer SM, et al. ; American Academy of Otolaryngology-Head and Neck Surgery. Clinical practice guideline : sudden hearing loss. Otolaryngol Head Neck Surg 2012 ; 146（Suppl 3）: S1-35.

1. 急性期の薬物治療

　急性感音難聴に対する治療としては，まず急性期の薬物治療が行われる。急性感音難聴のなかでも比較的罹患者の多い突発性難聴に関しては，その推定病態である循環障害，ウイルス感染などに対し，ステロイド剤，循環改善薬，ビタミン製剤などの薬物治療，高気圧酸素療法，星状神経節ブロックなどの種々の治療が行われるが，現時点までに有効性に関するエビデンスの確立した治療方法はないのが現状である。発症から2週間以内であれば自然軽快する症例もあり，治療効果の評価を難しくしている。

　現在，最も頻用されている薬剤はステロイド剤である。動物実験では，種々の内耳障害に対し，ステロイド剤の効果が証明されている[1, 2]。しかし，突発性難聴に対するステロイド全身投与の効果に関するランダム化比較試験（randomized controlled trial：RCT）では，各調査での症例数が少なくバイアスも大きいため十分なエビデンスが得られておらず，システマティックレビューでもステロイド剤の有効性は証明されていない[3]。平成

26〜28 年度「難治性聴覚障害に関する調査研究班」が実施した疫学調査でも，80％以上の症例でステロイド全身投与が行われており，実質的にはステロイド全身投与が標準治療となっている[4]。投与するステロイド剤の種類は，プレドニゾロン，デキサメタゾンなどの糖質コルチコイドが使用される。ステロイド剤の投与量や種類による聴力予後の比較に関する明確なエビデンスはない。通常は，PSL 換算で 1 mg/kg 程度から漸減して投与する。

ステロイド剤は，鼓室内に投与すると正円窓を経由して内耳に薬剤が移行するため，ステロイド鼓室内投与としても用いられる。全身投与と比較し，より高濃度に薬剤が内耳へ移行するとされている[5]。現在，ステロイド鼓室内投与は初期治療としてステロイド全身投与と併用もしくは単独で行われることもあるが，ステロイド全身投与で聴力が改善しなかった症例に対するサルベージ治療として行われることが多い。その有効性も報告されており[6]，AAO-HNS のガイドラインにおいても "Recommendation" に位置づけられている。ステロイド鼓室内投与はステロイド全身投与と比較し，全身での副作用を生じないという利点がある。しかし，鼓膜穿刺に伴う鼓膜穿孔が約 1 割の症例で生じるため注意が必要である。また，全身投与による副作用が懸念される糖尿病合併例や妊娠中の症例などでは，初期治療としてのステロイド鼓室内投与を検討することが望ましい。

プロスタグランジン製剤などの血管拡張薬もわが国で頻用されている薬剤である。血管拡張薬のメタアナリシスでは，有効とする報告はあるものの，症例数が少なくバイアスも大きいため，確立したエビデンスとはなっていない。これまでに Ogawa ら[8]が，プロスタグランジン E_1 製剤（PGE_1）の投与により高音域で有意な聴力改善を得たと報告している。また，平成 26〜28 年度「難治性聴覚障害に関する調査研究班」が実施した疫学調査での解析でも，重症例（Grade 3，4）において PGE_1 をステロイド剤と併用投与すると，有意に聴力予後を改善した[9]。その他にも，代謝改善薬，ビタミン製剤などが使用されている。

突発性難聴の病因としてウイルス感染も推測されているが，原因ウイルスは特定されていない。治療に抗ウイルス薬が使用されることもあるが，メタアナリシスで効果は証明されておらず[10]，使用すべきではない。

高気圧酸素療法は，血液中の溶解酸素を増加させ，障害を緩和する目的で使用されている。メタアナリシス[11]の結果から，発症早期の治療が推奨されているが，治療の実施には専用の装置が必要であり，標準化には至っていない。

また，急性低音障害型感音難聴に対しては，その推定病態である内リンパ水腫の改善を期待して浸透圧利尿剤が用いられる。平成 26〜28 年度「難治性聴覚障害に関する調査研究班」が実施した疫学調査での検討においても，約 27.9％の症例で浸透圧利尿剤の単独投与，31.4％の症例でステロイド剤と浸透圧利尿剤の併用投与が行われていた。また，急性低音障害型の予後は一般に良好であり 70〜80％の症例で治癒が認められた[12, 13]。

■ 参考文献

1) Tabuchi K, Nakamagoe M, Nishimura B, et al. Protective effects of corticosteroids and neurosteroids on cochlear injury. Med Chem 2011 ; 7 : 140-4.

2) Maetani T, Hyodo J, Takeda S, et al. Prednisolone prevents transient ischemia-induced cochlear damage in gerbils. Acta Otolaryngol Suppl 2009 ; 562 : 24-7.

3) Wei BP, Mubiru S, O'Leary S. Steroids for idiopathic sudden sensorineural hearing loss. Cochrane Database Syst Rev 2006 ;（1）: CD003998.

4) Kitoh R, Nishio SY, Ogawa K, et al. Nationwide epidemiological survey of idiopathic sudden sensorineural hearing loss in Japan. Acta Otolaryngol 2017 ; 137（Suppl 565）: S8-16.

5) Parnes LS, Sun AH, Freeman DJ. Corticosteroid pharmacokinetics in the inner ear fluids : an animal study followed by clinical application. Laryngoscope 1999 ; 109 : 1-17.

6) Spear SA, Schwartz SR. Intratympanic steroids for sudden sensorineural hearing loss : a systematic review. Otolaryngol Head Neck Surg 2011 ; 145 : 534-43.

7) Ng JH, Ho RC, Cheong CS, et al. Intratympanic steroids as a salvage treatment for sudden sensorineural hearing loss? A meta-analysis. Eur Arch Otorhinolaryngol 2015 ; 272 : 2777-82.

8) Ogawa K, Takei S, Inoue Y, Kanzaki J. Effect of prostaglandin E1 on idiopathic sudden sensorineural hearing loss : a double-blinded clinical study. Otol Neurotol 2002 ; 23 : 665-8.

9) Okada M, Hato N, Nishio SY, et al. The effect of initial treatment on hearing prognosis in idiopathic sudden sensorineural hearing loss : a nationwide survey in Japan. Acta Otolaryngol 2017 ; 137（Suppl 565）: S30-3.

10) Awad Z, Huins C, Pothier DD. Antivirals for idiopathic sudden sensorineural hearing loss. Cochrane Database Syst Rev 2012 ;（8）: CD006987.

11) Bennett MH, Kertesz T, Perleth M, et al. Hyperbaric oxygen for idiopathic sudden sensorineural hearing loss and tinnitus. Cochrane Database Syst Rev 2012 ; 10 : CD004739.

12) Yoshida T, Sone M, Kitoh R, et al. Idiopathic sudden sensorineural hearing loss and acute low-tone sensorineural hearing loss : a comparison of the results of a nationwide epidemiological survey in Japan. Acta Otolaryngol 2017 ; 137（Suppl 565）: S38-43.

13) Sato H, Kuwashima S, Nishio SY, et al. Epidemiological survey of acute low-tone sensorineural hearing loss. Acta Otolaryngol 2017 ; 137（Suppl 565）: S34-7.

2. 補聴器

　急性感音難聴を生じる疾患には原因病態の異なる複数の疾患が混在しており，突発性難聴，メニエール病，急性低音障害型感音難聴，急性音響性難聴，外リンパ瘻が代表的である。急性音響性難聴を除けばほとんどが一側性難聴であり，両側性に生じる頻度は少ない。治療法は外リンパ瘻を除けばステロイド剤を中心とした薬物治療が第一選択となる。薬物治療で難聴が改善しない場合，補聴器が有効な治療手段の一つとなる。両側性難聴と一側性難聴の場合の補聴器適応と選択について，そして補聴器でも効果が得られない場合の人工内耳適応についても概説する。

1）補聴器の制度と流れ

　2005年4月の薬事法改正により，補聴器は管理医療機器（クラスⅡ）となり，さらに（財）テクノエイド協会により「認定補聴器技能者」と「認定補聴器専門店」の2つの資格制度が作られた。また，補聴器相談医を日本耳鼻咽喉科学会理事長が委嘱する制度に改められた。補聴器は管理医療機器であることより，耳鼻咽喉科診察のうえ，補聴器の適応を

補聴器相談医が決め，装用耳（片側・両側装用）を決定したら認定補聴器技能者が中心となって補聴器の器種選定・調整を行うのが基本である。また，再び補聴器相談医がフィッティング後の評価を行い，補聴器技能者と相談しながら微調整していく必要がある。

2）補聴器の適応

　両側性感音難聴の場合，良聴耳の平均聴力レベルが40〜45 dBより閾値が高い場合に補聴器適応を考慮するのが一般的である。しかし，高度感音難聴となると補聴器の効果が低くなり，人工内耳の適応判断が必要になる。一般的に平均聴力レベルの軽いほうに装用するが，良聴耳が正常から45 dB未満の軽度難聴の場合は非良聴耳に装用することがある[1]。

　最高語音明瞭度が60％以上であれば，普通の会話はほとんど理解可能であるといわれ，補聴器の効果が得られやすい。それ以下では補聴器の効果に限りがみられる。2017年に改定された成人人工内耳の適応を表3に示す。聴力レベルと語音明瞭度は必ずしもパラレルにはならないため，語音弁別能検査と標準純音聴力検査の両者の結果を踏まえて補聴器・人工内耳の適応を検討する。

　成人の補聴は，ことばや環境音の聞き取りをより明瞭にすることが主たる目的であるのに対し，乳幼児の補聴はことばの獲得が主たる目的となる。両耳聴取の場合には，入力音の時間差，強度差，周波数スペクトルの違いで雑音下でも会話音を聞き分けることができる（スケルチ効果）が，一側性難聴ではこの機能が失われ，さらに頭部陰影効果により患側からの1,000 Hz以上の周波数の音が健側に届く間に10〜16 dB低下するため，患側からの聞き取りの困難，騒音下の聞き取りの低下，音源定位の困難を招くとされている。突発性難聴による成人発症の一側性高度感音難聴患者を対象に，HHIAを使用したハンディキャップについてのアンケート調査を実施した結果，両側性感音の場合は重度ハンディキャップを，一側性難聴であっても中等度のハンディキャップを自覚している結果となった[2]。

　一側性難聴に対する補聴の目的はスケルチ効果を得るためであり，日常生活でスケルチ効果を得る必要がある者が対象となる。したがって，両側難聴と異なり一側性難聴のすべてが補聴器適応とはならない。補聴器相談医は患者とよく相談のうえ，その適応を決める必要がある。

　なお急性感音難聴の場合，薬物治療により聴力が安定していない時点では補聴器の装用は控えたほうがよいため，発症後3〜6カ月ほど経過して聴力が安定した段階で補聴器試聴を始める。

3）補聴器の種類と選択

　補聴器には，外観から耳掛け型，挿耳型，箱型のタイプがある。補聴器に対する代表的な不満・苦情としては，ハウリング・自声強聴，耳閉塞感，審美性，雑音下での聞き取りの悪さが挙げられる。ハウリングに対しては，イヤーモールドの作成か，ハウリング抑制

表3　成人人工内耳 適応基準

本適応基準は，成人例の難聴患者を対象とする。下記適応条件を満たした上で，本人の意思および家族の意向を確認して手術適応を決定する。

1. 聴力および補聴器の装用効果
   各種聴力検査の上，以下のいずれかに該当する場合。
   i. 裸耳での聴力検査で平均聴力レベル（500 Hz，1,000 Hz，2,000 Hz）が 90 dB 以上の重度感音難聴。
   ii. 平均聴力レベルが 70 dB 以上，90 dB 未満で，なおかつ適切な補聴器装用を行った上で，装用下の最高語音明瞭度が 50% 以下の高度感音難聴。

2. 慎重な適応判断が必要なもの
   A）画像診断で蝸牛に人工内耳を挿入できる部位が確認できない場合。
   B）中耳の活動性炎症がある場合。
   C）後迷路性病変や中枢性聴覚障害を合併する場合。
   D）認知症や精神障害の合併が疑われる場合。
   E）言語習得前あるいは言語習得中の失聴例の場合。
   F）その他重篤な合併症などがある場合。

3. その他考慮すべき事項
   A）両耳聴の実現のため人工内耳の両耳装用が有用な場合にはこれを否定しない。
   B）上記以外の場合でも患者の背景を考慮し，適応を総合的に判断することがある。
   C）高音障害型感音難聴に関しては，別途定める残存聴力活用型人工内耳ガイドライン（日本耳鼻咽喉科学会，2014）を参照とすること。

4. 人工内耳医療技術等の進歩により，今後も適応基準の変更があり得る。海外の適応基準も考慮し，3年後に適応基準を見直すことが望ましい。

（日本耳科学会・日本耳鼻咽喉科学会，2017 年）

機能を搭載した補聴器を選択する。自声強聴や耳閉塞感に対しては，オープンイヤータイプの補聴器か外耳道レシーバ型補聴器が有効である。また，雑音抑制機能・指向性マイク・ノンリニア増幅機能を有する機器では，雑音下の聞き取り向上につながっている。

一側高度難聴の場合は，上記補聴器以外に難聴耳側から話しかけられた音をマイクで拾い，良聴耳側に装着した補聴器で聞き取る contralateral routing of signals（CROS）型補聴器が使用され，頭部陰影効果を改善することができる。しかし，見た目の問題や装用の不便さから実際使用されていないのが現状である。

また最近では，耳鳴の減弱や遮蔽効果の目的で補聴器を使用する治療法が用いられている。一側性難聴の場合，特に補聴器を耳鳴治療効果目的で使用する場合があり，その有効性が報告されている[3]。

4）高度感音難聴の場合の治療法

両側性高度感音難聴で補聴器の効果に限界が見られる場合は人工内耳の適応となる。一側性高度感音難聴の場合，新たな治療法として人工内耳や骨導インプラントが行われている。骨導インプラントは音声や環境音をサウンドプロセッサーに取り込み，振動エネル

ギーを直接側頭骨を介して内耳に伝達することで聞き取るシステムである。難聴耳側に Baha（bone-anchored hearing aid）を装着することで音声情報を頭蓋骨を介して良聴耳で聞き取ることができ，2002 年には，一側性高度感音難聴への適応が米国 FDA で承認されている。しかし，難聴耳側からの聴取困難の改善や雑音下の語音聴取改善はみられるが，音源定位の改善に関しては不良な報告[4] が多い。わが国では，一側性高度感音難聴への骨導インプラント手術の適応は認められていない。

　また，最近では一側性高度感音難聴に耳鳴りを伴った症例に対し人工内耳埋め込み術を実施されており，2013 年には言語習得後の一側性高度感音難聴に対する人工内耳が CE マークで承認された。CROS 補聴器と Baha との比較では，人工内耳のほうが雑音下の語音聴取や音源定位の検査で有意な改善が報告されている[5]。わが国においては，一側性高度感音難聴に対する人工内耳は保険診療として実施されていないが，臨床研究として実施されており，その結果，雑音下の語音聴取と方向感，耳鳴りの改善がみられている[6]。

5）補聴器の適合検査

　調整された補聴器が有効であるかどうかを評価する方法が補聴器適合検査であり，補聴器適合検査指針（2010）には次に上げる 8 つの検査法が示されている[7]。①補聴器非装用時と装用時の語音明瞭度曲線の測定，②環境騒音の許容を指標とした適合評価，③実耳挿入利得の測定，④挿入形イヤホンを用いた音圧レベルでの聴覚閾値・不快レベルの測定，⑤音場での補聴器装用閾値の測定，⑥補聴器特性図とオージオグラムを用いた利得・装用閾値の算出，⑦雑音負荷による語音明瞭度の測定，⑧質問紙による適合評価。

　このうち，①②が必須検査項目，③〜⑧が参考検査項目となっている。これはあくまでも両側難聴の場合で，一側性難聴の場合の補聴器適合検査法に関する基準はないのが現状であり，一側性難聴に対する補聴器の調整方法は今後の課題と思われる。

■ 参考論文

1) 小寺一興. 補聴器フィッティングの考え方. 東京，診断と治療社，1999, pp2-27.
2) Iwasaki S, Sano H, Nishio S, et al. Hearing handicap in adults with unilateral deafness and bilateral hearing loss. Otol Neurotol 2013 ; 34 : 644-9.
3) Douglas LB. Hearing aid amplification and tinnitus : 2011 overview. The Hearing Journal 2011 ; 64 : 12-4.
4) 岩崎　聡. BAHA の聴覚医学的問題. Audiology Japan 2010 ; 53 : 177-84.
5) Kitterick PT, O'Donoghue GM, Edmondson-Jones M, et al. Comparison of the benefits of cochlear implantation versus contra-lateral routing of signal hearing aids in adult patients with single-sided deafness : study protocol for a prospective within-subject longitudinal trial. BMC Ear Nose Throat Disord 2014 ; 14 : 7.
6) Kitoh R, Moteki H, Nishio S, et al. The effects of cochlear implantation in Japanese single-sided deafness patients : five case reports. Acta Otolaryngol 2016 ; 136 : 460-4.
7) 日本聴覚医学会. 補聴器適合検査の指針（2010）. Audiology Japan 2010 ; 53 : 708-26.

3. 人工内耳

1）一側性難聴に対する人工内耳の現状

一般に，補聴器の効果が不十分となる高度～重度難聴の場合には，人工内耳が考慮されることになる。ただし，現状では人工内耳の適応は両側高度難聴に限定されているため，一側性の場合には保険適用外である。近年では欧州を中心に，一側性高度難聴や，健側も軽度～中等度難聴を呈する asymmetric hearing loss の症例に対しても人工内耳手術が行われるようになってきている。わが国では現在，先進医療として「一側性難聴患者に対する人工内耳埋め込み術」を申請中である。

2）一側性難聴に対する人工内耳の効果

一側性難聴に対する人工内耳の効果については，現在まで海外を中心に報告がなされている。2016 年に報告されたシステマティックレビューでは，17 編の論文（135 症例）が抽出され，大部分の報告で音源定位能・騒音下語音聴取・耳鳴について有効であるとの結論がなされているが，一方で評価基準が統一されておらず，高いエビデンスレベルの論文が少ないという指摘もなされている[1]。

わが国では，信州大学，慶應義塾大学，済生会宇都宮病院，国際医療福祉大学三田病院の 4 施設（5 症例）の多施設共同臨床研究として「一側高度または重度感音難聴に対する人工内耳の装用効果に関する研究」が 2014 年度より実施されている[2]。この臨床試験でも，音源定位能・騒音下語音聴取・耳鳴について検討しており，いずれも良好な改善結果を得ている（図 5～7）。

今後，急性期治療が無効で高度難聴が残存した場合には，患者の QOL を改善する選択肢となり得るものと考えられる。

■ 参考文献

1）Cabral Junior F, Pinna MH, Alves RD, et al. Cochlear implantation and single-sided deafness: a systematic review of the literature. Int Arch Otorhinolaryngol 2016 ; 20 : 69-75.

2）Kitoh R, Moteki H, Nishio S, et al. The effects of cochlear implantation in Japanese single-sided deafness patients: five case reports. Acta Otolaryngol 2016 ; 136 : 460-4.

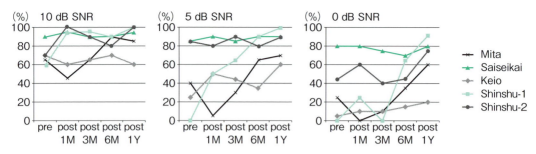

図5 装用下語音聴取（67S 単音節評価）
人工内耳装用初期には効果が一定しないが，6 カ月以降で聴取能の改善を認めた．

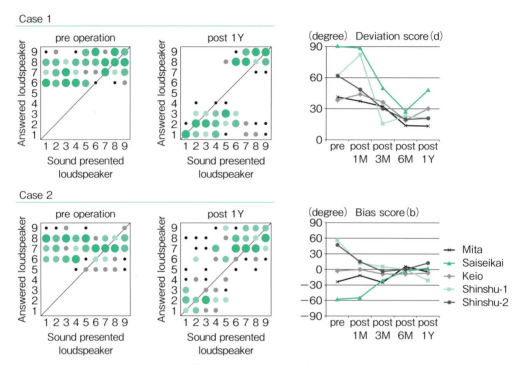

図6 音源定位能検査（左図は実際の検査データ，右グラフは解析値）
検査データ上，装用前は回答が一側へ偏る傾向だが，1 年後の結果は左右からの音を聞き分けられている．d 値（回答のズレの絶対値の平均），b 値（左右への角度のズレの平均）のいずれもが 3 カ月以降で改善．

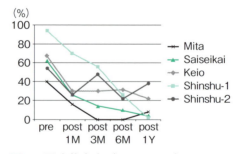

図7 耳鳴苦痛度（THI スコア）
THI スコアは人工内耳装用開始後 1 カ月から改善が認められ，6 カ月〜1 年かけて著明に改善していた．

Ⅲ　各論

1 突発性難聴

1 疾患概要

　突発性難聴は，急性感音難聴を来す代表的な疾患の一つであり，特に一側高度感音難聴の原因として最も高頻度に認められる（図8）[1]。診断基準において，突然に発症した原因不明な高度難聴と定義されている。種々のアプローチによる研究が行われているが，その病態はいまだ不明であり特効的治療法も確立されていない。

　急性低音障害型感音難聴などの他の診断基準を満たす場合には除外されるため，鑑別診断を要する疾患の診断基準に照らし合わせ除外診断を行うことが必要である。鑑別診断が必要な疾患としては，他の急性感音難聴を主訴とする疾患（急性低音障害型感音難聴，外リンパ瘻，ムンプス難聴，音響外傷），メニエール病，聴神経腫瘍などが挙げられる。

1. 主な症状

　突発性難聴の主な症状である突然の難聴については「文字どおり即時的な難聴，または朝，目が覚めて気付く様な難聴」と診断基準の参考事項に定義されている。一般的に感覚障害では慣れが生じやすく，徐々に進行する難聴の場合には難聴の程度があるレベルまで達しないと難聴に気づかないこともある。したがって，慣れが生じないような短期間に生じる難聴が突然発症に該当すると考えられる。

　難聴の程度に関しては軽度から重度まで様々であるが，診断基準の参考において「隣り合う3周波数で各30 dB以上の難聴が72時間以内に生じた」と定義されている。ただし，このような突然に発症する難聴のうち，特に軽症例では難聴の訴えがない，あるいは難聴がごく軽度であっても，耳鳴や耳閉塞感などの何らかの耳症状を自覚することが多く，難聴のみを主症状として優先して考えると，軽度の突発性難聴を見逃すことになる。耳鳴や耳閉塞感，めまいなどを訴える例は多い。

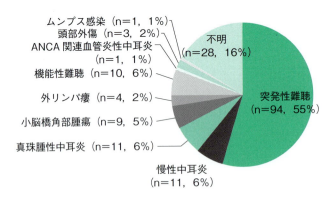

図8　言語取得後発症の一側高度感音難聴の原因（n=172）
〔Usami SI, et al. Acta Otolaryngol 2017；137（Suppl 565）：S2-7 より引用〕

2. 原因・病態

　突発性難聴は，現在までに明らかな原因は特定されておらず，種々の病態が入り混じっていると考えられている。推定病態として，循環障害やウイルス感染，自己免疫などが挙げられている。

　1944年のDe Kleynらの初めての報告[2]では，21例の突発性難聴の検討から突発性難聴の責任病巣が内耳なのか後迷路なのか明確にできないと述べられた。1949年のRasmussen[3]らの報告によれば，心内膜炎の患者が突然の一側聾となった症例報告を行い，内耳動脈の塞栓が原因ではないかと推測した。また，突発性難聴の側頭骨病理報告では（大部分が難聴の回復を認めなかった例であるという制限があるが）内耳の病変が蝸牛および球形嚢に認められた[4]。突発性難聴の蓋膜の病変として丸まった状態，いわゆるrolled-upがあるが，同様の変化は麻疹やムンプスなどのウイルス性疾患による難聴症例の側頭骨にもみられ，突発性難聴がウイルス感染によるものである可能性を支持することも報告されている[5]。このように突発性難聴の原因としては，循環障害説，ウイルス感染説が有力と考えられている。

　近年，突発性難聴と脳卒中などの脳血管障害との関連について，台湾で大規模なコホート研究が実施された。研究は1年間に台湾全国で入院治療が行われた突発性難聴1,423例を対象として，その後の5年間の脳卒中罹患について調査したものであるが，経過観察期間の5年間に，突発性難聴罹患例では対照群に比べて有意に高い12.7％が脳卒中に罹患しており，突発性難聴の病因を循環障害とする説を裏づけるデータといえる。また，平成26～28年度「難治性聴覚障害に関する調査研究班」の実施した疫学調査の結果において，突発性難聴群では対照群（国民健康・栄養調査2014）と比較して，糖尿病罹患者の割合が有意に高く，また喫煙者の割合も高い[6,7]との結果が得られており，突発性難聴と循環障害の関連を支持する。しかしながら，突発性難聴が通常は再発しないという事実を説明するには難があり，現時点においても確定的な結論は得られていない。

　また，突発性難聴罹患直後に他病死した症例の側頭骨病理が報告され，外有毛細胞および支持細胞の浮腫および空胞形成を伴う腫脹を認め，これらの所見が循環障害やウイルス感染による変化とは異なると考えられることから，nuclear factor κB（NF-κB）とよばれる転写因子を含めた細胞内ストレス制御機構の異常亢進が突発性難聴の病態である，とする新しい説が提唱されている[8]。急性音響外傷モデルを用いた検討でも，音響外傷後に血管条ラセン靭帯でNF-κB構成蛋白であるP65が発現することが判明しており，突発性難聴の新しい病態としてさらに検討する必要がある[9]。また，この説ではNF-κBが発現し，障害を起こす一酸化窒素（NO）合成酵素やサイトカインなどを誘導する[10]。この転写因子がステロイド剤で抑制されることも，本説を裏づけている。また，ホスホジエステラーゼ（PDE）5阻害薬による突発難聴例の報告がされている[10]。そのPDE5阻害薬の薬理機序から，NOの発生により内耳が活性酸素の傷害を受けていると推測されている[11]。同様に活性酸素に関わる遺伝子の関与も日本人の突発性難聴患者で報告[11]されており，傷害性のある活性酸素の発生と難聴の関与についてさらなる解析が待たれる。画像検

査でも，3T-MRI で突発性難聴患者の内耳で造影効果を示す例[12] があり，循環障害を示す例がある。科学技術の進展とともに病態を推測することが可能になってきている。

■ 参考文献

1) Usami SI, Kitoh R, Moteki H, et al. Etiology of single-sided deafness and asymmetrical hearing loss. Acta Otolaryngol 2017 ; 137（Suppl 565）: S2-7.
2) De Kleyn A. Sudden complete or partial loss of function of the octavus-system in apparently normal persons. Acta Otolaryngol 1944 ; 32 : 407-29.
3) Rasmussen H. Sudden deafness. Acta Otolaryngol 1949 ; 37 : 65-70.
4) Schuknecht HF. Pathology of the Ear, Philadelphia, Lea & Febiger, 1993.
5) 野村恭也．突発性難聴の病理．AUDIOLOGY JAPAN 2006 ; 49 : 777-81.
6) Umesawa M, Kobashi G, Kitoh R, et al. Relationships among drinking and smoking habits, history of diseases, body mass index and idiopathic sudden sensorineural hearing loss in Japanese patients. Acta Otolaryngol 2017 ; 137（Supple 565）: S17-23.
7) Merchant SN, Adams JC, Nadol JB Jr. Pathology and pathophysiology of idiopathic sudden sensorineural hearing loss. Otol Neurotol 2005 ; 26 : 151-60.
8) Tahera Y, Meltser I, Johansson P, et al. NF-kappaB mediated glucocorticoid response in the inner ear after acoustic trauma. J Neurosci Res 2006 ; 83 : 1066-76.
9) Merchant SN, Adams JC, Nadol JB Jr. Pathology and pathophysiology of idiopathic sudden sensorineural hearing loss. Otol Neurotol 2005 ; 26 : 151-60.
10) Maddox PT, Saunders J, Chandrasekhar SS. Sudden hearing loss from PDE-5 inhibitors: A possible cellular stress etiology. Laryngoscope 2009 ; 119 : 1586-9.
11) Teranishi M, Uchida Y, Nishio N, et al. Polymorphisms in genes involved in oxidative stress response in patients with sudden sensorineural hearing loss and Ménière's disease in a Japanese population. DNA Cell Biol 2012 ; 31 : 1555-62.
12) Berrettini S, Seccia V, Fortunato S, et al. Analysis of the 3-dimensional fluid-attenuated inversion-recovery（3D-FLAIR）sequence in idiopathic sudden sensorineural hearing loss. JAMA Otolaryngol Head Neck Surg 2013 ; 139 : 456-64.

② 疫　学

1. 罹患者頻度

　2001 年に厚生省特定疾患「急性高度難聴に関する調査研究班」で実施された調査では，全国受療者数は推定年間 35,000 人（人口 10 万人あたり 27.5 人）と推定されている[1, 2]。また，2012 年に厚生労働省難治性疾患克服研究事業「急性高度難聴に関する調査研究班」で岩手県，愛知県，愛媛県を対象に実施された調査では人口 10 万人あたり 60.9 人と推定されている[3]。

　高齢者に発症者が多く 60 代での発症が最も多く認められる（図 9）[4]。性差に関しては，急性低音障害型感音難聴と異なり男性がやや多いものの性差はほとんど差を認めない[4, 5]。

2. 全国疫学調査

　突発性難聴の全国疫学調査は，厚生省の調査研究班により 1970 年代前半からほぼ 10 年に一度行われてきた[6]。今までに実施されたのは 1970 年代，1980 年代，1990 年代，2000 年代，2010 年代の計 5 回である。調査結果の詳細は，研究班の報告書に詳述されている

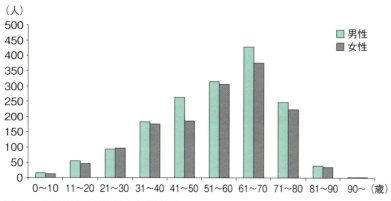

図9 突発性難聴患者の年齢分布

が，調査方法にそれぞれ異なるところがあるため，各回の調査法，結果につき経時的に概説する。

1) 1972年調査

厚生省特定疾患「突発性難聴調査研究班」（班長：三宅 弘）が作成した診断基準を用いて，研究班が独自な判断で選んだ全国343病院を対象として調査が行われた。対象期間は，1971年7月1日〜1973年6月30日であり（以下1972年調査という），わが国における突発性難聴の新患はおおよそ1年間に3,000〜5,000人であると報告された。性別は男女ほぼ同数であったが，χ^2乗検定を行うと有意に男性に多いと報告された[7]。

2) 1987年調査

厚生省特定疾患「急性高度難聴調査研究班」は，「難病の疫学調査研究班」と共同して突発性難聴の疫学調査を行った。第一次調査においては全国受療患者を推定することを目的とし，第二次調査においては，その疾患の臨床疫学的特性を明らかにする目的で個々の症例について郵送法によりアンケート調査を行った。対象期間は，1987年1月1日〜12月31日の1年間とした。対象施設は，「病院要覧1986年度版」に記載されている全国200床以上の一般病院および大学病院の耳鼻咽喉科で，一般病院が939施設，大学病院が98施設であった。なお，この調査では，特発性両側性感音難聴，外リンパ瘻についても第一次調査，第二次調査が行われ，ムンプス難聴，一側聾については，第一次調査のみ行われた。

その結果，年間の全国受療患者の推計値は突発性難聴13,900〜19,600人，特発性両側性感音難聴800〜2,000人，外リンパ瘻200〜300人，ムンプス難聴200〜400人，一側聾2,000〜3,100人と推計された。突発性難聴では15年前に比べて，早期の受診率が極めて高くなった。また，高度難聴のものほど予後は悪いこと，めまいを有するものは約1/3にみられ，軽度および中等度の難聴ではめまいのない例のほうが予後がよいことが明らかとなった[8, 9]。1972年調査と比較して，1987年は年齢別単位人口あたりで50歳から75歳

にかけて増加が著しく，特に女性がより多くなり男女比が逆転していた[10-12]。

3）1993年調査

　厚生省特定疾患「急性高度難聴調査研究班」は，「難病の疫学調査研究班」と共同して1993年1年間の突発性難聴の疫学調査を行った。第一次調査，第二次調査の方法については，1987年調査と同様であるが，対象病院の選択方法に変更があった。第一次調査の対象病院は，1987年同様，「難病の疫学調査研究班」により決定されたが，対象病院は，病院規模別に抽出率を変え無作為に選択された。この点で，病院要覧に記載されていた全国200床以上の病院すべてを対象とした1987年調査と異なっている。対象期間は，1993年1月1日～12月31日の1年間に発症した突発性難聴とした。このときの調査では，突発性難聴のほか，特発性両側性感音難聴，ムンプス難聴，免疫異常に伴う難聴について全国疫学調査を施行した。第一次調査では1年間の受療患者数を推計した。その結果，突発性難聴24,000人〔95％信頼区間（CI）：21,000～27,000〕，特発性両側性感音難聴700人（95％ CI：500～900），ムンプス難聴400人（95％ CI：300～500），免疫異常に伴う難聴200人（95％ CI：100～300）と報告された。1987年の全国疫学調査に比べて突発性難聴は増加，特発性両側性感音難聴はやや減少，ムンプス難聴はやや増加の傾向を認めた。免疫異常に伴う特発性両側性感音難聴については1993年が初めての調査であった[13]。

　突発性難聴の第二次調査では，確実例3,067例が回収できた。①低音障害型，②初診日が発症後61日以上を経過しているもの，③0.25～4 kHzの全周波数が30 dB以内の軽度のもの，④固定時聴力の記載のないもの，⑤発症日・発症年齢が不明のもの，⑥病日不明のもの，以上の①～⑥のうち1つ以上の条件を満たしたものを除外すると2,391例（男性1,159例，女性1,230例，不明2例）であった。治療法では，20.2％の症例にプロスタグランジン E_1 製剤（PGE_1）が使われており，1987年と比べて倍増していた。また，ステロイド剤はほとんどの症例に使われており，1987年よりも増加していた。一方，ウログラフィン，星状神経節ブロックは減少していた[14]。

4）2001年調査

　2001年1月1日～12月31日までの1年間に発症した突発性難聴を対象として，それまでの方法と同様，郵送法による全国調査を耳鼻咽喉科対象として実施した。まず第一次調査として，2002年1月に全国2,016の病院から規模別に層化無作為抽出した838病院を対象として突発性難聴の診断基準を送付し，突発性難聴患者の有無と男女別人数を調査した。病院規模別に抽出率を変え，「難病の疫学調査研究班」により無作為に病院が選択されたという点では，1997年調査と同様であるが，抽出方法は1997年調査と若干異なる点があった。

　その後，5月に第一次調査で「患者あり」と回答した施設を対象として，患者の臨床的疫学的特性に関する第二次調査を実施した。1990年代調査では，第二次調査で全例調査票を記入してもらったが，各病院担当者の負担を考慮して，無作為に抽出した受療患者の

ほぼ半数となるように誕生日が奇数の症例のみとした。第二次調査で得られた突発性難聴は2,815例あった。このうち男性1,307例，女性1,507例，不明1例で，確実例2,096例（74.5％），疑い例706例（25.1％），回答なし13例（0.5％）であった。確実例2,096例のうち，男性999例，女性1,097例で，平均年齢は52.2±16.5歳，患側は右997例，左1,083例，両側10例，記載なし6例であった[1, 2]。

5）2012年調査

突発性難聴の診断基準は，1972年調査以来，4回とも同じものが使われてきたが，国際的に用いられている診断基準に沿うように変更され，隣り合う3周波で30 dB以上の難聴と明記された。この新しい診断基準を用いて2012年4月1日～2013年3月31日の1年間に発症した突発性難聴の疫学調査を行った[3]。突発性難聴の疫学調査は，2011年から「難病の疫学調査研究班」の協力を得ることができず，全国の病院を対象とすることが困難となった。そのため厚生労働省難治性疾患克服研究事業「急性高度難聴に関する調査研究班」の班員がいる愛媛県，愛知県，岩手県を対象とした。過去4回の疫学調査はすべて病院のみを対象としていたが，突発性難聴の多くは開業医のみを受診しているとの推定のもと，開業医も病院も耳鼻咽喉科医がいるすべての医療施設を対象とした。3県は，日本の西部，中部，東北と地理的に分かれており，都市，農村がバランスよく含まれている。また，2001年に行われた全国調査の際，突発性難聴の発症率が特に多くも少なくもなかった地域である[2]。第一次調査，第二次調査と2回に分けての調査法は，過去の調査と同様であったが，第二次調査では，患者の誕生日が3日，13日，23日の症例のみ集めた。

3. 年齢別発症頻度・性別 ··

1972年調査から2001年調査までは，すべて病院を対象として調査が行われ，突発性難聴の発症数は増加傾向を示した[4, 15]。2012年調査は，新しい診断基準を用い，今までとは大きく異なった方法で行われており，結果をそれ以前と比較することは難しい。しかしながら，2012年調査では，診療所からの紹介を含めて病院受診者は全体の35％で，病院を受診する突発性難聴患者数は2001年調査と比して増加はしていないようであった。性差はほとんど認めず，1972年の調査では男性に多かったが，1987年調査からはやや女性に多い傾向があった。80歳以上は，1987年調査に比べ各年齢層人口10万人あたり1993年，2001年と増加しているが，2012年調査では，80歳以上が格段に増加していた[3]。

4. 急性低音障害型感音難聴との関連 ······························

新しい突発性難聴の診断基準では「隣り合う3周波数で各30 dB以上の難聴」と具体的数字が記載された。このため，突発性難聴の診断基準にも急性低音障害型感音難聴の診断基準にも合致する症例が存在する。2012年調査では，全体の23％が急性低音性感音難聴であり，確実例が18％，準確実例が5％であった。また，突発性難聴として収集された症例のうち，9％の症例が急性低音障害型感音難聴確実例であった[15]。今回，具体的数字

が記載されたことにより，その割合が倍増したと思われる。平成26～28年度「難治性聴覚障害に関する調査研究班」の実施した疫学調査では[4, 5]，調査票を用いて全国の難治性聴覚障害症例を検討し突発性難聴と急性低音障害型感音難聴の比較を行った結果，3,419例の突発性難聴症例のうち67例が急性低音障害型感音難聴の確実例であり，準確実例を含めると103例であった。突発性難聴症例ではほぼ性差を認めなかったが，急性低音障害型感音難聴症例では女性に多い傾向にあった。

5. 国際比較

　突発性難聴の診断基準が，国際的に用いられているものに合わせられたことにより，国際比較が行いやすくなった。2012年の突発性難聴の発症は人口10万人あたり60.9人という数字であったが，これは，米国での人口10万人あたり27人[16]とドイツでの人口10万人あたり160～300人[17, 18]という数字の中間になる。ただし，ドイツでの調査のもとになった診断基準については不明なところがある。

　急性低音障害型感音難聴については，神奈川県と岩手県で疫学調査が行われ，人口10万人あたり神奈川県で42.8人，岩手県で65.7人と報告された[19, 20]。もし，急性低音障害型感音難聴全体が突発性難聴に加えられたとすると，わが国でも人口10万人あたり100人を超す可能性がある。米国の調査は，台湾の人口10万人あたり10.2人という数字[21]と同様，保険データからみた調査結果である。耳鼻咽喉科医に直接アンケート調査を行い解析した日本での調査のほうが，より正確な値に近いと考えられる。

■ 参考文献

1) 中島　務，冨永光雄，イエーダマリアイシダ，他. 2001年発症の突発性難聴全国疫学調査―聴力の予後に及ぼす因子の検討. Audiology Japan 2004 ; 47 : 109-18.

2) 寺西正明，片山直美，内田育恵，他. 全国疫学調査結果を用いた突発性難聴年間受療患者数の地域別検討. Otology Japan 2007 ; 17 : 621-26.

3) Nakashima T, Sato H, Gyo K, et al. Idiopathic sudden sensorineural hearing loss in Japan. Acta Otolaryngol 2014 ; 134 : 1158-63.

4) Kitoh R, Nishio SY, Ogawa K, et al. Nationwide epidemiological survey of idiopathic sudden sensorineural hearing loss in Japan. Acta Otolaryngol 2017 ; 137（Suppl 565）: S8-16.

5) Yoshida T, Sone M, Kitoh R, et al. Idiopathic sudden sensorineural hearing loss and acute low-tone sensorineural hearing loss : a comparison of the results of a nationwide epidemiological survey in Japan. Acta Otolaryngol 2017 ; 13（Suppl 565）: S38-43.

6) 中島　務，植田広海，三澤逸人，他. 厚生省急性高度難聴調査研究班による突発性難聴の重症度基準による全国疫学調査結果の解析. Audiology Japan 2000 ; 43 : 98-103.

7) 村上　泰，大野良之，原田好雄. 突発性難聴に関する疫学的研究 厚生省特定疾患 突発性難聴調査研究班昭和50年度研究報告書：突発性難聴の疫学・病因・治療に関する研究（班長 三宅弘），名古屋大学耳鼻咽喉科教室，pp12-72.

8) 柳田則之，中島　務，設楽哲也，他. 急性高度難聴全国疫学調査成績. Audiology Japan 1992 ; 35 : 64-76.

9) 柳田則之，中島　務，設楽哲也，神崎　仁. 突発性難聴全国疫学調査成績. Audiology Japan 1992 ; 33 : 327-8.

10) 中島　務，柳田則之，大野良之，他. 突発性難聴の性別 年齢別発症頻度の変遷. 耳喉頭頸 1992 ; 64 :

559-62.

11) 中島　務, 田辺　勉, 柳田則之. 突発性難聴の疫学調査. Otology Japan 1994 ; 4 : 142-5.

12) Nakashima T, Yanagita N, Ohno Y, et al. Comparative study on sudden deafness by two nationwide epidemiological surveys in Japan. Acta Otolaryngol 1994 ; 514 (Suppl) : 14-6.

13) 柳田則之, 中島　務, 設楽徹也, 他. 急性高度難聴の全国疫学調査 (1993 年) 第一次調査について. Audiology Japan 1996 ; 39 : 184-8.

14) 柳田則之, 中島　務, 設楽徹也, 他. 突発性難聴全国疫学調査 (第二次調査). Audiology Japan 1996 ; 39 : 327-8.

15) 松田京子, 三澤逸人, 寺西正明, 他. 急性低音障害型感音難聴の疫学検討—突発性難聴全国疫学調査から. Audiology Japan 2002 ; 45 : 197-202.

16) Alexander TH, Harris JP. Incidence of sudden sensorineural hearing loss. Otol Neurotol 2013 ; 34 : 1586-9.

17) Suckfull M. Perspectives on the pathophysiology and treatment of sudden idiopathic sensorineural hearing loss. Dtsch Arztebl Int 2009 ; 106 : 669-75.

18) Klemm E, Deutscher A, Mosges R. A present investigation of the epidemiology in idiopathic sudden sensorineural hearing loss. Laryngorhinootologie 2009 ; 88 : 524-7.

19) 川島慶之, 佐藤宏昭, 岡本牧人, 他. 神奈川県と岩手県における急性低音障害型感音難聴の疫学調査 (厚生労働省急性高度難聴に関する調査研究). Audiology Japan 2006 ; 49 : 373-80.

20) 川島慶之, 佐藤宏昭, 岡本牧人, 他. 平成 12・13 年度登録の急性低音障害型感音難聴症例の平成 19 年時点での経過調査 (厚生労働科学研究難治性疾患克服研究事業による急性高度難聴に関する調査研究). Audiology Japan 2008 ; 51 : 200-7.

21) Wu CS, Lin HC, Chao PZ. Sudden sensorineural hearing loss: evidence from Taiwan. Audiol Neurootol 2006 ; 11 : 151-6.

3 診断基準・重症度分類・治療効果判定基準

1. 日本の診断基準

　突然, 難聴を生じ, 患者がそのとき何をしていたかを明言できる場合, その難聴を突発難聴とよぶが, 様々な原因による突発難聴のうち, 内耳に起因し, かつ原因が明らかではないものを突発性難聴とよぶ. 突発性難聴の診断の手引きは 1973 年に厚生省特定疾患「突発性難聴調査研究班」によって作成されたが, 海外における診断基準との整合性を考慮して 2015 年に厚生労働省「難治性聴覚障害に関する調査研究班」によって改定された (表 4). すなわち, 難聴として「純音聴力検査での隣り合う 3 周波数で各 30 dB 以上の難聴が 72 時間以内に生じた」という設定が追加された. また, この基準だけでは急性低音障害型感音難聴と重複することも少なくないため,「急性低音障害型感音難聴と診断される例を除外する」という項目が追加された. 厚生省特定疾患「急性高度難聴に関する調査研究班」では, 突発性難聴の重症度分類と聴力回復の判定基準も提唱しており (表 5, 6), 診断および治療の際に参考にすべきである.

2. 米国 AAO-HNS による突発性難聴の診療ガイドライン

　2012 年, American Academy of Otolaryngology-Head and Neck Surgery (AAO-HNS) に "Clinical practice guideline : Sudden hearing loss" と題する論文が発表された[1]. このガイドラインでは, 2011 年に National Institute on Deafness and Other Communica-

46   Ⅲ 各論

表4　突発性難聴 診断基準

主症状
1. 突然発症
2. 高度感音難聴
3. 原因不明

参考事項
1. 難聴（純音聴力検査での隣り合う3周波数で各30 dB以上の難聴が72時間以内に生じた）
   (1) 急性低音障害型感音難聴と診断される例を除外する
   (2) 他覚的聴力検査またはそれに相当する検査で機能性難聴を除外する
   (3) 文字どおり即時的な難聴，または朝，目が覚めて気付く様な難聴が多いが，数日をかけて悪化する例もある
   (4) 難聴の改善・悪化の繰り返しはない
   (5) 一側性の場合が多いが，両側性に同時罹患する例もある
2. 耳鳴
   難聴の発生と前後して耳鳴を生ずることがある
3. めまい，および吐気・嘔吐
   難聴の発生と前後してめまい，および吐気・嘔吐を伴うことがあるが，めまい発作を繰り返すことはない
4. 第8脳神経以外に顕著な神経症状を伴うことはない

診断の基準：主症状の全事項を満たすもの

（厚生省特定疾患「突発性難聴調査研究班」，1973年）（厚生労働省「難治性聴覚障害に関する調査研究班」，2015年改定）

表5　突発性難聴 重症度分類

重症度　初診時聴力レベル
Grade 1：40 dB未満
Grade 2：40 dB以上，60 dB未満
Grade 3：60 dB以上，90 dB未満
Grade 4：90 dB以上
   注1　純音聴力検査における0.25 kHz，0.5 kHz，1 kHz，2 kHz，4 kHzの5周波数の閾値の平均とする
   注2　この分類は発症後2週間までの症例に適用する
   注3　初診時めまいのあるものではaを，ないものではbを付けて区分する
       （例：Grade 3a，Grade 4b）

（厚生省特定疾患「急性高度難聴調査研究班」，1998年）（厚生労働省「難治性聴覚障害に関する調査研究班」，2015年改定）

表6　突発性難聴 聴力回復の判定基準

治癒（全治）
1. 0.25 kHz，0.5 kHz，1 kHz，2 kHz，4 kHzの聴力レベルが20 dB以内に戻ったもの
2. 健側聴力が安定と考えられれば，患側がそれと同程度まで改善したとき

著明回復
   上記5周波数の算術平均が30 dB以上改善したとき

回復（軽度回復）
   上記5周波数の算術平均が10〜30 dB改善したとき

不変（悪化を含む）
   上記5周波数の算術平均が10 dB未満の改善のとき

（厚生省特定疾患「急性高度難聴調査研究班」，1984年）（厚生労働省「急性高度難聴に関する調査研究班」，2012年改定）

tion Disorders（NIDCD）によって作成された診断基準を用いている。すなわち，（1）72時間以内に急性に発症した一側または両側耳の自覚的突発難聴で，（2）感音難聴を呈するものを突発性難聴と総称し，（a）蝸牛，蝸牛神経あるいはより中枢聴覚路の異常によるもので，（b）純音聴力検査での隣り合う3周波数で各30 dB以上の難聴を呈するものとしている。わが国の診断基準とほぼ同様であるが，蝸牛神経またはより中枢聴覚路の異常によるものも含んでいることが特徴である。また，わが国での突発性難聴に相当するものを称する場合は"Idiopathic sudden sensorineural hearing loss"を用いるとしている。90％以上の"Sudden sensorineural hearing loss"は原因不明であり，循環障害とウイルス感染，または複数の病因が合併したものとしている。米国での罹患率についても記載があり，10万人対5～20人で，わが国の罹患率と比較してやや低率である。

このガイドラインの目的としては，突発性難聴を診断，特に治療する臨床医にエビデンスに基づいた推奨医療を提供することであり，個々の患者の治療や臨床判断に代わるものではないとしている。また，このガイドラインはPubMed，EMBASE，CINAHL，Web of Science，CAB Abstracts，BIOSIS，Cochrane Library，HTA Database，そしてHSTATから抽出した1編のガイドライン，151編のシステマティックレビュー（最終的には29編），339の無作為コントロールスタディ（最終的には136スタディ），PudMedから抽出した958の突発性難聴の診断に関する論文（最終的には133論文）をそれぞれ採用して作成したものである。エビデンスに基づいた推奨グレードとしては，①Strong recommendation，②Recommendation，③Option，④Recommerdation against，⑤Strong recommendation againstに分類している。また，エビデンスレベルとしては，grade A，B，C，D，Xの5レベルに分類している。エビデンスに基づいた推奨項目（statements）としては13項目に分類して詳細を記載している。これらを表7にまとめた。

1）伝音難聴の鑑別（推奨項目1）

伝音難聴と感音難聴の鑑別は突発性難聴診療の基本であり，問診，鼓膜所見などの臨床所見，音叉検査，そして聴力検査によって鑑別する。ここであえて音叉検査を推奨項目としているのは，本ガイドラインが専門医を対象としたものではなく，一般診療医に対するガイドラインであることを示しており，わが国の医療環境とは若干異なるものと考えなければならない。

2）調整因子項目（推奨項目2）

推奨項目1で伝音難聴を鑑別した後に突発性難聴かどうかを評価する因子として，一側性か両側性か，難聴は変動性か，メニエール病に特徴的な低音障害型難聴か，前庭障害の合併はあるか，中枢性障害を示唆する症状，眼振所見，中枢画像検査所見はあるか，頭部外傷の合併はあるか，最近の音響外傷の既往はあるか，最近の眼症状の合併はあるか，などを確かめる。

48　Ⅲ　各論

表7　AAO-HNS の突発性難聴診療ガイドラインにおける推奨項目

突発性難聴患者の診療	推奨グレード
診　断	
・伝音難聴の鑑別（推奨項目 1）	：Strong recommendation
・調整因子項目（推奨項目 2）	：Recommendation
・CT（推奨項目 3）	：Strong recommendation against
・聴覚検査（推奨項目 4）	：Recommendation
・血液検査（推奨項目 5）	：Strong recommendation against
・後迷路性難聴の鑑別（推奨項目 6）	：Recommendation
診療方針の決定	
・患者教育（推奨項目 7）	：Strong recommendation
治　療	
・初期副腎皮質ステロイド（推奨項目 8）	：Option
・高気圧酸素療法（推奨項目 9）	：Option
・その他の薬物療法（推奨項目 10）	：Recommendation against
・2 次療法（推奨項目 11）	：Recommendation
経過観察	
・治療結果の評価（推奨項目 12）	：Recommendation
・リハビリテーション（推奨項目 13）	：Strong recommendation

注：本文中にも記載したが，本表はあくまでも米国のガイドラインの引用であり，日本のガイドラインでないことに注意されたい。
(Stachler RJ, et al. Otolaryngol Head Neck Surg 2012；146(Suppl 3)：S1-35 より引用)

3）CT（推奨項目 3）

　突発性難聴の初期診断における頭部 CT の診断的意義はなく，コストと放射線被曝を考えて Strong recommendation against としている。中枢性障害の鑑別には MRI を行うべきであり，頭部 CT はペースメーカー装用者や閉所恐怖症など，限られた対象で施行すべきである。

4）聴覚検査（推奨項目 4）

　隣り合う 3 周波数で各 30 dB 以上の難聴の診断が基本であり，72 時間以内に生じた新しい難聴であることを確かめなければならない。急性難聴である可能性としては，①確実（以前に聴覚検査を受けている），②ほぼ確実（耳症状の既往がなく，問診で両側の聴力が正常であったと確認できる），③やや確実（以前から難聴はあったが，最近自覚的に難聴が増悪した），④不確実（臨床医の印象として以前から難聴があったが，その難聴の訴えがない）で評価する。また，語音聴力検査，インピーダンスオージメトリも必要に応じてRecommendation としている。

5）血液検査（推奨項目 5）

　一般的な血液検査や尿検査などは Strong recommendation against である。明らかなウ

イルス感染の可能性や自己免疫難聴の可能性等，限定した症例で行うこともあるが，多くの症例ではその診断的意義は少ないとしている。

6）後迷路性難聴の鑑別（推奨項目6）

突発性難聴の鑑別診断では後迷路性難聴の鑑別が必要であり，MRI，ABR などを行うことは Recommendation である。特に，突発性難聴の 2.7〜10.2％が聴神経腫瘍による難聴であり，その鑑別は重要である。突発性難聴で MRI によって難聴と関連する異常が診断されることは 7.0〜13.8％と比較的高率であり，MRI の重要性も指摘している。MRI の問題は難聴と関連のない頭蓋内の異常が診断されることであり，患者の不安を煽らないような注意が必要である。

7）患者教育（推奨項目7）

治療方針の決定における患者教育，インフォームドコンセントも重要な推奨項目である。特に，治療方針の決定においては，①患者または患者家族を含めて決定すること，②すべての選択肢についての利益と不利益の完全開示，③臨床医と患者または患者家族が情報を共有すること，が基本であるとしている。

8）初期ステロイド（推奨項目8）

初期ステロイド治療は Option である。2006年と2009年に報告された Cochrane review でも評価可能な臨床試験は2試験のみであり，1試験では経口ステロイド剤の効果は確認できず，1試験で対照群の改善率32％に比べてステロイド群で61％と有意に効果が高かったと報告されているが，いずれもステロイド剤の効果は試験間の結果に開きがあり，不明としている。最近のメタアナリシスでも，対照群に比べて有意差は得られていない。これらの結果から，確立されていない効果とステロイド剤の副作用を考えると，患者または患者家族を含めて適応を決定すべきであるとしている。

一方，ステロイド鼓室内投与についての唯一の多施設臨床試験では経口ステロイドとステロイド鼓室内投与の効果には差はなく，やはり副作用などを考慮して選択すべきである。以上の結果から，難聴の改善による QOL への影響は大きく，わずかな難聴改善の可能性であっても，Option として患者に提案すべきであるとしている。

9）高気圧酸素療法（推奨項目9）

高気圧酸素療法（HBOT）も発症後3カ月以内の突発性難聴患者に提案できる Option である。これまでの報告をまとめると，高気圧酸素療法は50〜60歳以上の高齢者に比べると若年者で有効率が高く，発症後3カ月以内の初期治療がそれ以降に治療を行うよりも有効であり，軽度難聴よりも中等度〜高度難聴で効果が高く，高気圧酸素療法の効果は結果の評価項目にも依存するとしている。

10) その他の薬物治療 (推奨項目 10)

その他の薬剤としては，抗凝固薬，血管拡張薬，血管作動薬そして抗酸化薬などが用いられているが，いずれも Recommendation against である。これまでのランダム化比較試験で明らかな有効性が証明された薬剤はなく，エビデンスに基づいて推奨はできないが，有効な薬剤がない突発性難聴の治療に際して現時点ではこれ以上のコメントはできないと述べている。

11) 2次療法 (推奨項目 11)

2次療法としては，初期治療で難聴が残存した場合のステロイド鼓室内投与がある。本療法の問題点は，偽薬を用いた対照群を設定した臨床試験が困難であることであり，その効果も 8～100％と極めて大きな差がある。しかし，いずれの報告でもある一定の効果は報告されており，他の2次療法がない現状では，患者の希望に応じて行うべきという理由で Recommendation となっている。

12) 治療結果の評価 (推奨項目 12)

治療結果の評価は重要であり，診断後6カ月は経過観察の聴覚検査を行うべきである。診断後3カ月までで97％が聴力固定に至っており，診断後6カ月で最終聴力の評価を行う。治療効果は，①完全回復（発症前聴力の 10 dB 以内まで回復），②部分回復（発症前聴力の 50％以内まで回復），③不変（発症前聴力の 50％以内まで回復しない）であり，わが国の判定基準と比べると③不変は厳しい判定となっている。しかし，この判定基準にも2つの問題点があり，回復が統計学的に有意であっても，臨床的には有意ではない（患者の満足度につながらない）可能性と，発症前の聴力が不明である点が挙げられており，将来的に検討する余地があるとしている。

13) リハビリテーション (推奨項目 13)

治療結果が部分回復以下の場合は，補聴器の推奨など，患者の QOL 改善のためのリハビリテーションは Strong recommendation である。最終的には，Hearing Handicap Inventory for Adults（HHIA）または Hearing Handicap Inventory for the Elderly（HHIE）などの難聴によるハンディキャップ調査票を用いて QOL を調査し，リハビリテーションの提案を行う。

■ 参考文献

1) Stachler RJ, Chandrasekhar SS, Archer SM, et al.; American Academy of Otolaryngology-Head and Neck Surgery. Clinical practice guideline: sudden hearing loss. Otolaryngol Head Neck Surg 2012; 146 (Suppl 3): S1-35.

4 診断の流れ

突発性難聴は，診断基準において「突然に発症した原因不明な高度感音難聴」と定義されている。疾患概念そのものが「原因不明」の難聴と定義されていることより，診断においては他の原因による難聴を除外する鑑別診断が重要となる。

鑑別診断の必要な疾患としては，診断基準のなかでは機能性難聴に加え急性低音障害型感音難聴を除外する必要があると記載されているが，実際の診断においては，他の急性感音難聴を生じる疾患を除外して診断を行う必要がある。全体的な診断の流れは総論 p.11 を，各疾患については，それぞれの診断基準を参照されたい。

突発性難聴の診断基準を満たす症例のなかで鑑別すべき疾患として，まず急性低音障害型感音難聴が挙げられる。本症では治療方針などが異なるため別に取り扱う必要がある。

耳下腺腫脹後の発症など，臨床的にムンプスの罹患の関与が予想される場合や，若年者での発症の場合にはムンプス難聴の可能性が考えられる。不顕性感染による難聴例があるため，必要に応じてムンプスウイルス血清学的検査を施行し鑑別診断を行う。

また，発症時の状況から外リンパ瘻が疑われる場合がある。外リンパ瘻に伴う難聴や耳鳴，耳閉塞感の経過は急性，進行性，変動性，再発性など様々であるため，必ずしも臨床症状のみから診断することは容易ではない。手術で瘻孔部の確認がなされたり，中耳腔からCTPが検出されれば確定診断となる。強大音暴露後に発症した場合には，臨床的に急性音響性難聴や音響外傷と考えるのが妥当である。

蝸牛耳硬化症，上半規管裂隙症候群，前庭水管拡大症，聴神経腫瘍も急性感音難聴を生じる疾患であるが，MRIなどの画像検査にて除外可能である。

両側に発症する場合に原因遺伝子変異の同定にて，遺伝性難聴や若年発症型両側性感音難聴の診断が得られる場合がある。頻度は少ないが，自己免疫疾患による内耳障害として急性感音難聴を呈する症例もある。自己免疫疾患による難聴の場合，ステロイド剤が有効なことが多いが，ステロイド投与後の血液学的検査では自己免疫反応が陰性化してしまうことがある。原因不明で両側性進行性の感音難聴を伴う場合には，特発性両側性感音難聴として対応することになる。

CQ 1-1　突発性難聴はどのような症状のときに診断されるか？

Answer　突然に発症する高度感音難聴で，原因不明な場合に診断される。

● 解説

突発性難聴は，突然に発症する高度感音難聴でなおかつ原因不明な場合に診断される[1]。突然の難聴ではあるが，難聴が3日程度進行する例もある。難聴の程度は，隣り合う3周波数が各30 dB以上の場合を指す。通常再発せず，難聴は改善と悪化を繰り返さない。

原因不明に関しては，急性感音難聴を来す他の疾患（急性低音障害型感音難聴，メニエール病，外リンパ瘻，ムンプス難聴，音響外傷，聴神経腫瘍など）を鑑別し，それでも原因が明らかにならない場合に突発性難聴と診断される。臨床的には，一側性の難聴が大部分で両側性は1%程度である[2]。好発年齢は50〜60代であり性差は認めない。難聴に耳鳴，めまい，嘔気を伴う例も多い。また，第Ⅷ脳神経以外の脳神経症状を認めない。

■ 文献

1) Nomura Y. Morphological Aspects of Inner Ear Disease, Tokyo, Springer, 2014.
2) Kitoh R, Nishio SY, Ogawa K, et al. Nationwide epidemiological survey of idiopathic sensorineural hearing loss in Japan. Acta Otolaryngol 2017 ; 137（Suppl 565）: S8-16.

CQ 1-2 突発性難聴の診断にどのような問診が必要か？

Answer

1. 発症した時期・状況について把握することを強く推奨する。
   エビデンスレベルⅣa　　推奨グレードA
2. めまいの有無および症状の反復の有無について確認することを強く推奨する。
   エビデンスレベルⅣa　　推奨グレードA

● 解説

　突然に発症する難聴であることを確認するため，発症した時期や状況についての把握が大切である。外リンパ瘻や音響外傷との鑑別のためには，誘因の有無や強大音暴露などに関して問診することが必要となる。特に年少者では，ムンプスの罹患について確認する必要がある。また，めまいの有無は疾患の重症度や予後を推測する判断材料となる。

　さらに，メニエール病などとの鑑別のため，過去の難聴やめまいの反復の有無について確認する必要がある。頭蓋内病変など，他疾患の除外のため，第Ⅷ脳神経以外の脳神経症状の有無を確認すべきである。また，関連した他の疾患を鑑別するためにも現病歴および随伴症状に関しても問診することが望ましい。

CQ 1-3 急性低音障害型感音難聴やメニエール病との鑑別で注意すべき点は？

Answer

1. 低音部に限定した難聴かどうか確認することを推奨する。
   エビデンスレベルⅣa　　推奨グレードB
2. メニエール病では発作を繰り返すことが特徴であるため，経過を観察し再発の有無を確認することを推奨する。
   エビデンスレベルⅣa　　推奨グレードB

●解説

　急性低音障害型感音難聴は，突発性に耳症状が発症する点は突発性難聴と同様であるが，低音域の3周波数（0.125 kHz，0.25 kHz，0.5 kHz）の聴力レベルの合計が70 dB以上で，高音域3周波数（2 kHz，4 kHz，8 kHz）の聴力レベルの合計が60 dB以下の急性感音難聴の場合に確実例と診断し，高音域3周波数の聴力レベルについては健側と同程度のものは準確実例と診断する[1]。急性低音障害型感音難聴では，蝸牛症状が反復しメニエール病に移行する例がある。

　メニエール病確実例は，難聴，耳鳴，耳閉塞感などの聴覚症状を伴うめまいを反復する疾患と定義されている[2]。メニエール病非定型例の一つである蝸牛型ではめまい発作を伴わず，その初回発作においては，Grade 1や2の突発性難聴との鑑別が容易でない場合がある。経過中に聴覚症状の増悪・軽快を反復する点が鑑別点となる。

■ 文献

1) Shimono M, Teranishi M, Yoshida T, et al. Endolymphatic hydrops revealed by magnetic resonance imaging in patients with acute low-tone sensorineural hearing loss. Otol Neurotol 2013 ; 34 : 1241-6.
2) 厚生労働省難治性疾患克服研究事業 前庭機能異常に関する調査研究班（2008～2010年度）．メニエール病診療ガイドライン2011年版，金原出版，2011, pp8-11.

CQ 1-4　両側発症の場合に突発性難聴と診断できるのか？

Answer　両側同時に発症する突発性難聴は極めて稀であるため，まずは自己免疫，感染，腫瘍，薬物，外傷，炎症など，他の原因による難聴について検討することを強く推奨する。
エビデンスレベルⅣa　　推奨グレードA

●解説

　両側同時に発症する突発性難聴は極めて稀であり，血管，代謝，自己免疫，感染，腫瘍，毒物，外傷，炎症などに関連した障害を考慮する必要がある。平成26～28年度「難治性聴覚障害に関する調査研究班」の実施した疫学調査の結果では，両側性の症例は全体の1%であった[1]。

　2012年のAAO-HNSのガイドラインでは，鑑別すべき疾患として，髄膜炎，自己免疫性内耳疾患，ライム病，内耳梅毒，薬剤性内耳障害，外傷，Ramsay Hunt症候群，HIV感染，鉛中毒，遺伝性疾患，MELAS，ミトコンドリア疾患，椎骨脳底動脈疾患に伴う両側内耳動脈閉塞，コーガン症候群，腫瘍性疾患（神経線維腫Ⅱ型，両側神経鞘腫，血管内リンパ腫症など），サルコイドーシス，過粘稠度症候群が挙げられている[2]。

■ 文献

1) Kitoh R, Nishio SY, Ogawa K, et al. Nationwide epidemiological survey of idiopathic sudden sensorineural hearing loss in Japan. Acta Otolaryngol 2017 ; 137（Suppl 565）: S8-16.

2) Stachler RJ, Chandrasekhar SS, Archer SM, et al. ; American Academy of Otolaryngology-Head and Neck Surgery. Clinical practice guideline : sudden hearing loss. Otolaryngol Head Neck Surg 2012 ; 146（Suppl 3）: S1-35.

CQ 1-5　突発性難聴の診断において平衡機能検査は有用か？

Answer
めまいの有無は疾患の重症度や予後を推測する判断材料となるため，自覚症状が乏しくても検査することが望ましい。
エビデンスレベルⅣa　　推奨グレードC1

●解説

　突発性難聴の約40％にめまいを伴うといわれている。また，めまいの有無は疾患の重症度や予後を推測する判断材料となるため[1]，自覚症状が乏しくても検査することが望ましい。その際の平衡機能検査としては，体平衡検査や眼振検査などが含まれる。めまいを伴う突発性難聴症例では長期経過後も66.7％がCP陽性であった[2]という報告もあり，そのような症例では長期的に頭位性，体動時のめまいを生じることがあり，平衡機能評価ならびに治療介入が必要な場合がある。

■ 文献

1) Kitoh R, Nishio SY, Ogawa K, et al. Nationwide epidemiological survey of idiopathic sudden sensorineural hearing loss in Japan. Acta Otolaryngol 2017 ; 137（Suppl 565）: S8-16.
2) 北原　糺，近藤千雅，武田憲昭，他．めまいを伴う突発性難聴の平衡障害長期予後．耳鼻臨床 2000 ; 93 : 449-54.

CQ 1-6　突発性難聴の診断において画像検査は有用か？

Answer
聴神経腫瘍に伴う難聴との鑑別のため，MRIによる検査を行うことを推奨する。
エビデンスレベルⅣa　　推奨グレードB

●解説

　突然に発症する高度感音難聴を呈する疾患は多岐にわたる。突発性難聴と同様の症状がみられる場合，画像検査にて，聴神経腫瘍，脳幹梗塞，前庭水管拡大症，上半規管裂隙症候群，蝸牛耳硬化症などの診断が可能である。聴神経腫瘍症例の10～20％に突発性の難聴症状を認めたという報告[1]や，急性の難聴患者のうち頭部MRI評価を行った症例の2.7～10.2％に聴神経腫瘍を認めたという報告[2, 3]がある。その他の原因を含めて，急性感音難聴で頭部MRI異常を認めた割合は7～13.8％と報告されている[4]。ルーチンの頭部

CT は放射線被曝，造影剤による有害事象などのデメリットに比べて得られる情報が少なく，施行すべきでない[4]。精査のためには，頭部 MRI もしくは中内耳 thin-slice CT による詳細な評価を行うべきである。ペースメーカー装着，重度の閉所恐怖症など MRI 撮影が困難な症例では，CT による評価が有用な場合がある。

■ 文献

1) Sauvaget E, Kici S, Kania R, et al. Sudden sensorineural hearing loss as a revealing symptom of vestibular schwannoma. Acta Otolaryngol 2005 ; 125 : 592-5.
2) Aarnisalo AA, Suoranta H, Ylikoski J. Magnetic resonance imaging findings in the auditory pathway of patients with sudden deafness. Otol Neurotol 2004 ; 25 : 245-9.
3) Suzuki M, Hashimoto S, Kano S, et al. Prevalence of acoustic neuroma associated with each configuration of pure tone audiogram in patients with asymmetric sensorineural hearing loss. Ann Otol Rhinol Laryngol 2010 ; 119 : 615-8.
4) Stachler RJ, Chandrasekhar SS, Archer SM, et al. ; American Academy of Otolaryngology-Head and Neck Surgery. Clinical practice guideline : sudden hearing loss. Otolaryngol Head Neck Surg 2012 ; 146（Suppl 3）: S1-35.

CQ 1-7 突発性難聴の診断において他覚的聴力検査は有用か？

Answer 再現性のある自覚的検査所見が得られない場合には，他覚的聴力検査の実施を推奨する。
エビデンスレベルⅣa　　推奨グレードB

● 解説

突発性難聴の診断基準では，純音聴力検査の閾値が明記されているものの，再現性のある自覚的検査所見が得られない場合や，検査の協力が得られない場合などには他覚的検査を施行する必要がある。他覚的検査としては OAE，ABR，ASSR などが一般的である。また，ABR は径 1 cm 以上の聴神経腫瘍に対する感度が高く[1]，2012 年の AAO-HNS のガイドラインでは，後迷路性病変の有無の評価目的に ABR を行うことは許容されている。なお，その場合，検査の限界を考慮する必要がある[2]。

■ 文献

1) Fortnum H, O'Neill C, Taylor R, et al. The role of magnetic resonance imaging in the identification of suspected acoustic neuroma : a systematic review of clinical and cost effectiveness and natural history. Health Technol Assess 2009 ; 13 : iii-iv, ix-xi, 1-154.
2) Chandrasekhar SS, Brackmann DE, Devgan KK. Utility of auditory brainstem response audiometry in diagnosis of acoustic neuromas. Am J Otol 1995 ; 16 : 63-7.

5 治療方針

　突発性難聴に対する治療法としては，現時点までにエビデンスの確立した治療は存在しないものの，通常は，推定病態である循環障害やウイルス感染に対する障害抑制効果を期待してステロイド剤が使用される。また，血管拡張薬，代謝改善薬，ビタミン製剤が併用されることが多い。平成26〜28年度「難治性聴覚障害に関する調査研究班」の実施した疫学調査においても，90％以上の症例にステロイド剤の投与が行われており，エビデンスは確立していないものの実質的な標準治療となっている現状が明らかとなった[1]。また，ステロイド投与を受けている症例の95.2％以上に血管拡張薬，代謝改善薬，ビタミン製剤が併用されていた[1]。施設によっては高気圧酸素療法（HBOT）が施行されているが，チャンバーが必要となることから普及度は低く標準的な治療とはなっていない。

　近年では，副作用の軽減や内服や点滴治療の無効例に対するサルベージの目的で，ステロイド鼓室内投与が行われるようになっている。初期治療としてのステロイド鼓室内投与の効果は，全身投与と同等あるいは有意に良好であることが報告されており[1, 2]，効果に関するエビデンスは必ずしも確立していないものの，糖尿病合併例など全身投与が困難な例ではステロイド鼓室内投与を検討することが望ましいと考えられる。突発性難聴の治療効果に関しては，ステロイド剤や血管拡張薬，代謝改善薬，ビタミン製剤など様々な治療が実施されているが，大きな差を認めず，約1/3の例では治癒するものの，1/3の症例では部分回復に留まり，1/3の症例では不変であることが報告されている[1, 3, 4]。聴力が固定化した後の改善は期待できないことが多い。また，一般的には繰り返し発症することはない。

　急性期の薬物治療に対して改善が不十分であった場合，一側性難聴に伴うハンディキャップが残存することになる。この場合，患者のニーズも踏まえ，必要に応じて聴覚補償である補聴器による治療が行われる。

■ 参考文献

1) Kitoh R, Nishio SY, Ogawa K, et al. Nationwide epidemiological survey of idiopathic sudden sensorineural hearing loss in Japan. Acta Otolaryngol 2017 ; 137（Suppl 565）: S8-16.

2) Qiang Q, Wu X, Yang T, et al. A comparison between systemic and intratympanic steroid therapies as initial therapy for idiopathic sudden sensorineural hearing loss : a meta-analysis. Acta Otolaryngol 2017 ; 137（6）: 598-605.

3) Mattox DE, Simmons FB. Natural history of sudden sensorineural hearing loss. Ann Otol Rhinol Laryngol 1977 ; 86 : 463-80.

4) Okada M, Hato N, Nishio SY, et al. The effect of initial treatment on hearing prognosis in idiopathic sudden sensorineural hearing loss: a nationwide survey in Japan. Acta Otolaryngol 2017 ; 137（Suppl 565）: S30-3.

CQ 1-8 突発性難聴にステロイド剤の全身投与は有効か？

Answer
明確なエビデンスはないが治療の選択肢の一つであり，実施することを提案する。
エビデンスレベル I　　推奨グレード C1

●解説

突発性難聴に対する治療法として，ステロイド剤の全身投与が世界中で広く使用されており，平成26〜28年度「難治性聴覚障害に関する調査研究班」の実施した疫学調査においても，8割以上の症例でステロイド全身投与が行われていた[1]。ステロイド全身投与の有効性に関する RCT は，これまで多数施行されてきたが評価は様々である。また，メタアナリシス[2] では，いずれの RCT もバイアスが大きく症例数が少ないため，ステロイド全身投与の有効性は証明されていない。そのため，AAO-HNS のガイドラインでは，ステロイド全身投与は "Option" に位置づけられている。

前述の全国調査の結果から，ステロイド全身投与を行った群とステロイド剤を使用しなかった群とを比較すると，有意差はないもののステロイド全身投与を行ったほうが聴力予後がよい傾向にあった[3]。ステロイド全身投与の明確なエビデンスはいまだ確立していないのが現状であるが，他に治療法が確立していない現状を踏まえると，初期治療としてのステロイド全身投与は選択肢の一つとなり得る。

■文献

1) Kitoh R, Nishio SY, Ogawa K, et al. Nationwide epidemiological survey of idiopathic sudden sensorineural hearing loss in Japan. Acta Otolaryngol 2017 ; 137（Suppl 565）: S8-16.
2) Wei BPC, Mubiru S, O'Leary S. Steroids for idiopathic sudden sensorineural hearing loss. Cochrane database Syst Rev 2006 ;（1）: CD003998.
3) Okada M, Hato N, Nishio SY, et al. The effect of initial treatment on hearing prognosis in idiopathic sudden sensorineural hearing loss : a nationwide survey in Japan. Acta Otolaryngol 2017 ; 137（Suppl 565）: S30-3.

CQ 1-9 突発性難聴に高気圧酸素療法（HBOT）は有効か？

Answer
1. HBOT は発症2週以内に行えば，有意に聴力を改善するとされるが，その臨床的意義は明らかではない。治療の選択肢の一つとして提案する。
エビデンスレベル I　　推奨グレード C1
2. 症状固定後の聴力や耳鳴に対しての効果はないため，行わないことを推奨する。
エビデンスレベル I　　推奨グレード C2

● 解説

　高気圧酸素療法（HBOT）は，突発性難聴の推定病態の一つである内耳循環障害に対し，血液中の溶存酸素を増やし，障害を緩和する目的で使用されているが，その効果については，一定の見解を得ていない。メタアナリシス[1]では，発症2週以内であれば，HBOTの使用は聴力を有意に改善するものの，RCTの数が少なく研究計画の質も低いため，その結果の解釈には注意を要するとしている。また，HBOTの安全性に関しては言及していない。そのため，AAO-HNSのガイドラインでは，初期治療としてのHBOTは"Option"に位置づけられている。症状固定後の聴力や耳鳴に対する効果はないため，急性期での使用が望ましい。

■ 文献

1）Bennett MH, Kertesz T, Perleth M, et al. Hyperbaric oxygen for idiopathic sudden sensorineural hearing loss and tinnitus. Cochrane Database Syst Rev 2012 ; 10 : CD004739.

CQ 1-10　突発性難聴に対するステロイド鼓室内投与のタイミングとその有効性は？

Answer

1. 初期治療としてのステロイド鼓室内投与は，ステロイド全身投与と同等か，それ以上の効果があるため，治療の選択肢の一つとして提案する。
   エビデンスレベルⅠ　　推奨グレードC1
2. 初期治療としてステロイド全身投与にステロイド鼓室内投与を併用しても，その上乗せ効果はないとされているが明確な証拠は得られていない。治療の選択肢の一つとして提案する。
   エビデンスレベルⅠ　　推奨グレードC1
3. ステロイド全身投与後のサルベージ治療としてのステロイド鼓室内投与は有意に聴力を改善するため，その臨床的意義は必ずしも明確ではないが，行うことを推奨する。
   エビデンスレベルⅠ　　推奨グレードB

● 解説

　現在，ステロイド鼓室内投与は，初期治療もしくはステロイド全身投与後のサルベージ治療として行われている。初期治療ではステロイド鼓室内投与のみ，もしくはステロイド全身投与とステロイド鼓室内投与の併用として使用されている。

　初期治療としてのステロイド鼓室内投与とステロイド全身投与を比較したRCTのメタアナリシスでは，ステロイド鼓室内投与がステロイド全身投与より有意に聴力を改善することが報告されている[1]。しかしながら，質の高いエビデンスではないため，今後の検討が必要である。1～10%の症例に鼓膜穿孔が残存することが報告されている[2-4]ことより，利益と不利益を考慮して適応判断を行うこととなる。ただし，少なくとも全身投与と同等の効果が期待できるため，糖尿病合併例や妊娠中の症例などステロイド全身投与による副

1　突発性難聴　*59*

作用などの不利益のほうが大きいことが危惧されるケースでは，初期治療からステロイド全身投与を行わずステロイド鼓室内投与を行うことが推奨される。

　初期治療で，ステロイド全身投与に対しステロイド鼓室内投与を併用する方法も報告されている。AAO-HNS のガイドライン作成時には，エビデンスが少なかったが，最近のメタアナリシスでは，ステロイド鼓室内投与の上乗せ効果が示唆されている[5,6]。

　ステロイド全身投与後のサルベージ治療としてもステロイド鼓室内投与は施行されており，3つの投与タイミングで最も頻用されている。メタアナリシスで聴力を有意に改善するとされており[6,7]，AAO-HNS のガイドラインでは "Recommendation" に位置づけられている。しかし，聴力改善の平均が十数 dB と限定的であり，その臨床的有用性に疑問もある[8]。サルベージ治療として行う場合，発症 20 日以内の施行が推奨される。

■ 文献

1）Qiang Q, Wu X, Yang T, et al. A comparison between systemic and intratympanic steroid therapies as initial therapy for idiopathic sudden sensorineural hearing loss : a meta-analysis. Acta Otolaryngol 2017 ; 137（6）: 598-605.

2）Topf MC, Hsu DW, Adams DR. Rate of tympanic membrane perforation after intratympanic steroid injection. Am J Otolaryngol 2017 ; 38 : 21-5.

3）Rauch SD, Halpin CF, Antonelli PJ, et al. Oral vs intratympanic corticosteroid therapy for idiopathic sudden sensorineural hearing loss : a randomized trial. JAMA 2011 ; 305 : 2071-9.

4）佐々木亮，欠畑誠治，武田育子，他．突発性難聴に対する短期間連続デキサメサゾン鼓室内注入療法の単独初期治療としての効果．Audiology Japan 2015 ; 58 : 198-205.

5）Gao Y, Liu D. Combined intratympanic and systemic use of steroids for idiopathic sudden sensorineural hearing loss : a meta-analysis. Eur Arch Oto-Rhino-Laryngology 2016 ; 273 : 3699-711.

6）Han X, Yin X, Du X, Sun C. Combined intratympanic and systemic use of steroids as a first-line treatment for sudden sensorineural hearing loss : A meta-analysis of randomized, controlled trials. Otol Neurotol 2017 ; 38 : 487-95.

7）Spear SA, Schwartz SR. Intratympanic steroids for sudden sendorineural hearing loss : a systematic review. Otolaryngol Head Neck Surg 2011 ; 145 : 534-43.

8）Ng JH, Ho RC, Cheong CS, et al. Intratympanic steroids as a salvage treatment for sudden sensorineural hearing loss? A meta-analysis. Eur Arch Otorhinolaryngol 2015 ; 272 : 2777-82.

CQ 1-11　ステロイド鼓室内投与に使用する薬剤は？

Answer
デキサメタゾン（DEX）もしくはメチルプレドニゾロン（mPSL）を使用することを提案する。明確なエビデンスはないものの，DEX のほうが多く使用されている。
エビデンスレベル I　　推奨グレード C1

● 解説

　ステロイド鼓室内投与には，デキサメタゾン（DEX）か，メチルプレドニゾロン（mPSL）が使用されている。Parnes らは，モルモットの鼓室内に hydrocortisone,

DEX, mPSL を投与し，mPSL が最も内耳リンパ液中の濃度が高かったと報告している[1]。この報告に基づき，mPSL を使用している報告がある一方，DEX は細胞内に取り込まれ作用しているために内耳リンパ液中の濃度が低下しているとの意見もあり，実際には DEX 使用の報告が多い。DEX と mPSL との比較試験はないが，メタアナリシスのサブ解析では，DEX を使用したほうが聴力予後がよかったと報告されている[2]。

■ 文献

1) Parnes LS, Sun AH, Freeman DJ. Corticosteroid pharmacokinetics in the inner ear fluids : an animal study following by clinical application. Laryngoscope 1999 ; 109 : 1-17.
2) Ng JH, Ho RC, Cheong CS, et al. Intratympanic steroids as a salvage treatment for sudden sensorineural hearing loss? A meta-analysis. Eur Arch Otorhinolaryngol 2015 ; 272 : 2777-82.

CQ 1-12 突発性難聴にプロスタグランジン E_1 製剤（PGE_1）は有効か？

Answer 明確なエビデンスはないが，突発性難聴重症例の初期治療として，ステロイド全身投与と PGE_1 の併用が有効である可能性があるため，治療の選択肢の一つとして提案する。
エビデンスレベル I　　推奨グレード C1

● 解説

プロスタグランジン E_1 製剤（PGE_1）はアラキドン酸代謝物の一つであり，末梢血管拡張作用をもつ生理活性物質である。内耳循環を改善する目的で突発性難聴に使用されてきたが，その効果については一定の見解を得ていない。

厚生労働省特定疾患「急性高度難聴調査研究班」が 2003 年に報告した突発性難聴に対する単剤治療成績の比較試験では，PGE_1 は他剤と比較して治療成績に有意差はなかった[1]。また，PGE_1 を含む血管拡張薬の突発性難聴に対する効果を検討したメタアナリシスでは，有効性は示されていない[2]。

一方，Ogawa らは二重盲検法による比較を行い，ステロイド剤に PGE_1 を加えることで，高音域で有意な改善効果および耳鳴の改善効果を認めたと報告している[3]。また，平成 26～28 年度「難治性聴覚障害に関する調査研究班」の実施した疫学調査において，全国 30 施設を対象に突発性難聴 3,419 例の初期治療の効果について解析を行い，発症 7 日以内に治療を開始した Grade 3 以上の重症例では，ステロイド剤と PGE_1 併用により良好な聴力予後が得られた。特に女性，65 歳以上の高齢者，めまいを伴う，発症 3 日以内の症例に対して有効であった[4]。突発性難聴のメカニズムに虚血が関連しているとすれば，内耳血流増加作用をもつ PGE_1 が，特に重症例や基礎疾患を伴う例に対して治療薬の一つになり得る。

■ 文献

1) Kanzaki J, Inoue Y, Ogawa K, et al. Effect of single-drug treatment on idiopathic sudden sensorineural hearing loss. Auris Nasus Larynx 2003 ; 30 : 123-7.
2) Agarwal L, Pothier DD. Vasodilators and vasoactive substances for idiopathic sudden sensorineural hearing loss. Cochrane Database Syst Rev 2009 ;（4）: CD003422.
3) Ogawa K, Takei S, Inoue Y, et al. Effect of prostaglandin E1 on idiopathic sudden sensorineural hearing loss : a double-blinded clinical study. Otol Neurotol 2002 ; 23 : 665-8.
4) Okada M, Hato N, Nishio SY, et al. The effect of initial treatment on hearing prognosis in idiopathic sudden sensorineural hearing loss : a nationwide survey in Japan. Acta Otolaryngol 2017 ; 137（Suppl 565）: S30-3.

CQ 1-13 突発性難聴に星状神経節ブロックは有効か？

Answer
突発性難聴に対し保険適用が認められているが，RCT での検証はなされておらず，明確なエビデンスはない。合併症の可能性を考慮すると行わないことを推奨する。
エビデンスレベルⅢ　　推奨グレード C2

● 解説

　星状神経節ブロックは，星状神経節に麻酔薬を注射すること（あるいは低反応レベルレーザー照射）により交感神経節をブロックし，内耳への血管拡張，血流増加を目的とするものであり，突発性難聴の推定病態の一つである内耳循環障害に対する治療効果を期待して実施する治療法である。有効性を支持する報告は多数みられるものの，医学的処置を伴う治療であるため RCT を用いた検証が行いづらく，治療効果に関するエビデンスは確立していない。また，合併症として，気胸，血管内注射，反回神経麻痺，上腕神経叢ブロック，血腫，心不全などが報告されており，実施に際しては利益と不利益を考慮するとともに，十分なインフォームドコンセントを行ったうえで実施すべきである。

CQ 1-14 突発性難聴に入院・安静は必要か？

Answer
外来治療，入院治療を比較した RCT はなくエビデンスは確立していない。治療の選択肢の一つとして提案する。
エビデンスレベルⅣa　　推奨グレード C1

● 解説

　過去に入院・外来の治療成績を検討した報告では，治療成績に有意差は認めなかった[1]。また，平成 26～28 年度「難治性聴覚障害に関する調査研究班」の実施した疫学調査で収集されたデータを元に入院治療・外来治療の比較を行った結果においても，入院・外来で

の治療成績に有意差を認めなかった。ただし，入院・外来での治療が行われた母集団を詳細に分析すると，重症例，糖尿病などの合併症を有する症例，めまいを伴う症例ほど入院治療が選択されていた（有意差あり）。上記の選択バイアスがあることに加え後ろ向き観察研究であるため，現時点では入院治療・外来治療のどちらが有効であるかを明確に示すエビデンスは確立していない状況である。

■ 文献

1) 佐野　肇，渡辺裕之，小野雄一，他. 北里大学病院における過去 16 年間の突発性難聴への治療方法とその効果. Audiology Japan 2011 ; 54 ; 169-75.

CQ 1-15 突発性難聴に抗ウイルス薬は有効か？

Answer　有効性を支持するエビデンスはなく，使用しないことを強く推奨する。
エビデンスレベルⅠ　　推奨グレードD

● 解説

　突発性難聴の病因がウイルス感染であるという説に基づき，治療に抗ウイルス薬が用いられていた。これまで，種々のウイルスの同定が試みられてきたが，同定には至っていない。また，抗ウイルス薬に関するメタアナリシスでは，治療の有効性は証明されていない[1]。以上のことから，AAO-HNS のガイドラインでは，"Recommendation against" に位置づけられている。

■ 文献

1) Awad Z, Huins C, Pothier DD. Antivirals for idiopathic sudden sensorineural hearing loss. Cochrane Database Syst Rev 2012 ;（8）: CD006987.

CQ 1-16 突発性難聴に早期治療は必要か？

Answer　早期に治療を開始したほうが聴力予後が良好であることより，早期治療を行うことを推奨する。
エビデンスレベルⅣa　　推奨グレードA

● 解説

　発症 7 日以内に治療を開始すると有意に聴力予後がよいことが報告されている[1]。一方で，発症 24 時間以内に治療を開始した群と 7 日以内で治療を開始した群での治療成績に有意差はないとの報告がある[2]。

治療（ステロイド全身投与）は発症 2 週以内が推奨されるが，これは，自然治癒の大半が 2 週以内に生じることがその一因と考えられている。ステロイド鼓室内投与によるサルベージ治療に関しては，発症 20 日以内が推奨されている。

なお，発症 2 週以上経過しても，2 カ月以内であれば何らかの治療が試みられる場合が多いが，発症後何日までであれば治療効果が期待できるのかに関する明確なエビデンスはない。

■ 文献

1) Kitoh R, Nishio SY, Ogawa K, et al. Nationwide epidemiological survey of idiopathic sudden sensori-neural hearing loss in Japan. Acta Otolaryngol 2017 ; 137（Suppl 565）: S8-16.
2) Huy PT, Sauvaget E. Idiopathic sudden sensorineural hearing loss is not an otologic emergency. Otol Neurotol 2005 ; 26 : 896-902.

CQ 1-17 突発性難聴の重症度によって治療法は異なるか？

Answer　エビデンスは確立していないものの，ステロイド剤と PGE_1 の併用が有効である可能性があるため，治療の選択肢の一つとして提案する。
エビデンスレベル I　　推奨グレード C1

● 解説

平成 26〜28 年度「難治性聴覚障害に関する調査研究班」の実施した疫学調査において，重症例で PGE_1 が併用される傾向にあり[1]，また，重症例では PGE_1 の併用により治療成績が有意によかった[2]。RCT ではないため明確なエビデンスではないが，重症例には PGE_1 の併用が有効である可能性が高いと考えられる。

■ 文献

1) Kitoh R, Nishio SY, Ogawa K, et al. Nationwide epidemiological survey of idiopathic sudden sensori-neural hearing loss in Japan. Acta Otolaryngol 2017 ; 137（Suppl 565）: S8-16.
2) Okada M, Hato N, Nishio SY, et al. The effect of initial treatment on hearing prognosis in idiopathic sudden sensorineural hearing loss : a nationwide survey in Japan. Acta Otolaryngol 2017 ; 137（Suppl 565）: S30-3.

CQ 1-18 突発性難聴の症状固定後の治療は？

Answer　治療効果が部分回復以下の場合は，患者の QOL 改善のためのリハビリテーションを必要に応じて提案する。
エビデンスレベル IVa　　推奨グレード C1

●解説

聴力固定後に難聴が残存した場合，様々な心理的，身体的苦痛を伴う。一側性難聴患者に対する hearing handicap inventory for adults（HHIA）を用いた調査では，86％が何らかのハンディキャップを有していたとの報告がある[1]。質問紙によるハンディキャップの評価をもとに，突発性難聴罹患後に起こり得る複雑な問題に対処するために，カウンセリングや補聴器フィッティングなど複数のアプローチ（医学的，社会的および心理的）によるリハビリテーションが必要である[2]。

■ 文献

1) Chiossoine-Kerdel JA, Baguley DM, Stoddart RL, et al. An investigation of the audiologic handicap associated with unilateral sudden sensorineural hearing loss. Am J Otol 2000 ; 21 : 645-51.
2) Carlsson PI, Hall M, Lind KJ, et al. Quality of life, psychosocial consequences, and audiological reha-bilitation after sudden sensorineural hearing loss. Int J Audiol 2011 ; 50 : 139-44.

6 予 後

突発性難聴の聴力予後に関しては，エビデンスの確立した治療法が存在していないこともあり，一般的に不良である。実質的に標準治療として実施されているステロイド剤や血管拡張薬，代謝改善薬，ビタミン製剤などによる治療を行っても，約 1/3 の例では治癒するものの，1/3 の症例では部分回復に留まり，1/3 の症例では不変であることが報告されている[1-3]。聴力が固定化した後の改善は期待できないことが多い。

平成 26〜28 年度「難治性聴覚障害に関する調査研究班」の実施した疫学調査の結果によると，めまいの随伴，脂質異常症の既往，心疾患の既往，高齢（65 歳以上），治療開始の遅れを有する症例では予後不良であるとの結果が得られている[2]。治療開始の遅れに関しては，個人差もあるため何日目から予後不良になるかを厳密に定義することは困難であるが，早期からの治療開始が良好な治療効果の因子であるという結果が得られていることからも，早期の受診，治療開始を啓発する必要がある。また，一般的には繰り返し発症することはないため，難聴が再発するような場合にはメニエール病や特発性両側性感音難聴など，他の疾患を疑う必要がある。

■ 参考文献

1) Mattox DE, Simmons FB. Natural history of sudden sensorineural hearing loss. Ann Otol Rhinol Laryngol 1977 ; 86 : 463-80.
2) Kitoh R, Nishio SY, Ogawa K, et al. Nationwide epidemiological survey of idiopathic sudden sensori-neural hearing loss in Japan. Acta Otolaryngol 2017 ; 137（Suppl 565）: S8-16.
3) Okada M, Hato N, Nishio SY, et al. The effect of initial treatment on hearing prognosis in idiopathic sudden sensorineural hearing loss : a nationwide survey in Japan. Acta Otolaryngol 2017 ; 137（Sup-pl 565）: S30-3.

2 急性低音障害型感音難聴

1 疾患概要

　急性低音障害型感音難聴は，急性あるいは突発性に蝸牛症状（耳閉塞感，耳鳴，難聴など）が発症する疾患のうち，障害が低音域に限定された感音難聴を呈する疾患である（図10）。多くの場合，難聴の原因は不明または不確実であるが，近年その病態として内リンパ水腫の関与が指摘されている。

1. 主な症状

　主な症状は，急性あるいは突発性に発症する蝸牛症状（耳閉塞感，耳鳴，難聴，自声強聴）である。難聴は低音障害型感音難聴であり，めまいを伴わないことが特徴である。診断基準の参考事項に「低音域3周波数（0.125 kHz，0.25 kHz，0.5 kHz）の聴力レベルの合計が70 dB以上」であり，「高音域3周波数（2 kHz，4 kHz，8 kHz）の聴力レベルの合計が60 dB以下」と定義されている。難聴は一側性の場合が多いが，両側性の例も6.8％程度に認められる[1]。また，蝸牛症状が反復する例がある。

　自覚症状としては，耳閉塞感が最も多く，その他，耳鳴，難聴，自声強聴などがある。また，聴力予後は比較的良好なことが報告されている。

2. 病因

　メニエール病と同様にグリセロールテスト陽性となるケースが多いことから[2]，内リンパ水腫がその病態の一つであると考えられているが，音響外傷や外リンパ瘻などにおいても同様の低音障害型感音難聴を呈する場合があり[3]，多くの場合で原因は不明である。メ

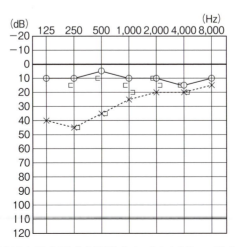

図10　急性低音障害型感音難聴患者（確実例）の聴力閾値の例

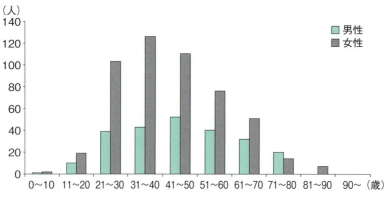
図 11　急性低音障害型感音難聴患者の年齢分布

ニエール病（特にめまいを伴わない蝸牛型メニエール病）の初期と急性低音障害型感音難聴の鑑別は難しく，またメニエール病へと移行する症例[2,4]もあることから，類似の原因の関与が示唆されている。

2　疫　学

2005年の厚生労働省「急性高度難聴に関する調査研究班」の疫学研究によると，発症頻度は人口10万人あたり40～60人と急性感音難聴を来す疾患のなかで最も多い[4]。また，突発性難聴と比較して若年者に発症者が多く30代での発症が最も多く認められる[5]（図11）。多くの報告で若年女性に多いことが判明しており[1,2,4,6]，女性の罹患率は男性のおおよそ2～3倍であると考えられる[5]。

3　診断基準・重症度分類・治療効果判定基準

2000年の診断基準試案から2回の改定作業を経て，2015年に現在の診断基準が作成された（表8）。

2015年の診断基準改定において，新たに重症度分類が設けられた。低音域3周波数（0.125 kHz，0.25 kHz，0.5 kHz）の合計が100 dB未満，100～130 dB，130～160 dB，160 dB以上のものをそれぞれGrade 1，2，3，4と4段階に分けた重症度分類が作成された（表9）。

2017年の改定で診断基準は一部変更されたが，治療効果判定基準は2000年の試案が踏襲された（表10）。

表8　急性低音障害型感音難聴 診断基準

主症状

1. 急性あるいは突発性に耳症状（耳閉塞感，耳鳴，難聴など）が発症
2. 低音障害型感音難聴
3. めまいを伴わない
4. 原因不明

参考事項

1. 難聴（純音聴力検査による聴力レベル）
   ①低音域3周波数（0.125 kHz，0.25 kHz，0.5 kHz）の聴力レベルの合計が70 dB以上
   ②高音域3周波数（2 kHz，4 kHz，8 kHz）の聴力レベルの合計が60 dB以下
2. 蝸牛症状が反復する例がある
3. メニエール病に移行する例がある
4. 軽いめまい感を訴える例がある
5. 時に両側性がある

確 実 例：主症状のすべて，および難聴基準①，②を満たすもの

準確実例：主症状のすべて，および難聴基準①を満たし，かつ高音域3周波数の聴力レベルが健側と同程度のもの

（厚生省特定疾患「急性高度難聴調査研究班」，2000年）

（厚生労働省「難治性聴覚障害に関する調査研究班」，2017年改定）

表9　急性低音障害型感音難聴 重症度分類

Grade 1：低音3周波数の合計が100 dB未満
Grade 2：低音3周波数の合計が100 dB以上，130 dB未満
Grade 3：低音3周波数の合計が130 dB以上，160 dB未満
Grade 4：低音3周波数の合計が160 dB以上

（厚生労働省「難治性聴覚障害に関する調査研究班」，2015年改定）

表10　急性低音障害型感音難聴 治療効果判定基準

1. **治癒（全治）**
   (1) 低音3周波数（0.125 kHz，0.25 kHz，0.5 kHz）の聴力レベルがいずれも20 dB以内に戻ったもの
   (2) 健側聴力が安定と考えられれば，患側がそれと同程度まで回復したもの

2. **改善**：低音3周波数の平均聴力レベルが10 dB以上回復し，かつ治癒に至らないもの

3. **不変**：低音3周波数の平均聴力レベルの改善が10 dB未満のもの

4. **悪化**：上記1，2，3以外のもの

（厚生省特定疾患「急性高度難聴調査研究班」，2000年）

（厚生労働省「難治性聴覚障害に関する調査研究班」，2015年改定）

4 診断の流れ

　急性低音障害型感音難聴は，急性あるいは突発性に耳症状（耳閉塞感，耳鳴，難聴など）が発症した症例のうち，低音障害型感音難聴を伴う難聴であり，純音聴力検査により低音域3周波数（0.125 kHz，0.25 kHz，0.5 kHz）の聴力レベルの合計が70 dB以上かつ，高音域3周波数（2 kHz，4 kHz，8 kHz）の聴力レベルの合計が60 dB以下を満たす症例の際に診断が行われる。また，めまいは伴わないと定義されており，めまいを伴い症状が反復する場合にはメニエール病を疑う。一般的には一側性が多いが両側性の例も認められる。平成26〜28年度「難治性聴覚障害に関する調査研究班」の実施した疫学調査では6.8％の症例が両側例であった。

　急性低音障害型感音難聴例のなかには，蝸牛症状を反復する例やメニエール病に移行する例があるため，経過観察を行い再発の有無やめまい症状の出現などについてフォローする必要がある。

1. メニエール病との鑑別

　急性低音障害型感音難聴は，病態として内リンパ水腫が想定されており，その一部は典型的なメニエール病に移行することから，診断基準でメニエール病と本疾患は重複する部分がある。本疾患の反復例，再発例はメニエール病非定型例（蝸牛型）に該当する。初発例でめまいがなければメニエール病は否定され，急性低音障害型感音難聴の診断となる。一方，めまい，眼振が確認されれば急性低音障害型感音難聴は否定され，メニエール病疑い（初発例）あるいはメニエール病（再発例）の診断となる[7]。

2. 3T-MRIを用いた内リンパ水腫の画像検査

　3T-MRIの導入により内リンパ水腫の画像検査が可能となった。生理食塩水で希釈したガドリニウム（Gd）を経鼓膜的に鼓室内に注入し，正円窓膜を介して外リンパ腔が造影されるのを3T-MRIで撮影する方法で，内リンパ水腫の画像評価が可能となった（保険適用外）[8]。急性低音障害型感音難聴反復例においても，メニエール病と同様な内リンパ水腫が認められることが報告されている[9, 10]。

■ 参考文献

1) Sato H, Kuwashima S, Nishio SY, et al. Epidemiological survey of acute low-tone sensorineural hearing loss. Acta Otolaryngol 2017 ; 137（Suppl 565）: S34-7.
2) Yamasoba T, Kikuchi S, Sugasawa M, et al. Acute low-tone sensorineural hearing loss without vertigo. Arch Otolaryngol Head Neck Surg 1994 ; 120 : 532-5.
3) 深谷　卓，畑　裕子．低音障害型の感音難聴の検討．Audiology Japan 1994 ; 37 : 112-5.
4) 川島慶之，佐藤宏昭，岡本牧人，他．神奈川県と岩手県における急性低音障害型感音難聴の疫学調査（厚生労働省急性高度難聴に関する調査研究）．Audiology Japan 2006 ; 49 : 373-80.
5) Yoshida T, Sone M, Kitoh R, et al. Idiopathic sudden sensorineural hearing loss and acute low-tone sensorineural hearing loss : a comparison of the results of a nationwide epidemiological survey in

Japan. Acta Otolaryngol 2017 ; 13（Suppl 565）: S38-43.

6）佐藤宏昭，村井和夫，岡本牧人，他．急性低音障害型感音難聴の平成12年全国疫学調査結果．Audiology Japan 2002 ; 45 : 161-6.

7）厚生労働省難治性疾患克服研究事業 前庭機能異常に関する調査研究班編．メニエール病診療ガイドライン2011年版，東京，金原出版，2011.

8）Nakashima T, Naganawa S, Sugiura M, et al. Visualization of endolymphatic hydrops in patients with Meniere's disease. Laryngoscope 2007 ; 117 : 415-20.

9）Fukuoka H, Tsukada K, Miyagawa M, et al. Semi-quantitative evaluation of endolymphatic hydrops by bilateral intratympanic gadolinium-based contrast agent（GBCA）administration with MRI for Meniere's disease. Acta Oto-Laryngologica 2010 ; 230 : 10-6.

10）Shimon M, Teranishi M, Yoshida T, et al. Endolymphatic hydrops revealed by magnetic resonance imaging in patients with acute low-tone sensorineural hearing loss. Otol Neurotol 2013 ; 34 : 1241-6.

⑤ 治療方針

　急性低音障害型感音難聴の治療としては，推定病態である内リンパ水腫に対する治療効果を期待して浸透圧利尿剤を投与するのが一般的である。また，突発性難聴に準じてステロイド剤を用いることも多い。これらの投薬で早期に聴力が回復する症例の予後は一般に良好であるが，発作的に症状を反復することや，進行性に難聴が悪化することもあり経過の観察には注意が必要である。特にめまい発作を繰り返す場合にはメニエール病との鑑別が重要となる。

　急性低音障害型感音難聴の特徴として，①短期的には予後良好例が多い[1-4]，②長期的には反復，再発例が多い[2, 5]，③長期間経過していても回復する例がみられる，④自然治癒例も少なくない[6, 7]，などが挙げられる。このような特徴から，投薬期間や効果の判定時期，最終的な聴力予後の判定をいつ行うかなど判定時期の決定が難しい。本疾患は，突発性難聴と同様に原因不明な急性感音難聴であること，病因として内リンパ水腫が想定されていることなどから一般的にステロイド剤，イソソルビド，代謝賦活薬（ATP），ビタミン製剤などの薬剤が用いられる。

■ 参考文献

1）川島慶之，佐藤宏昭，岡本牧人，他．神奈川県と岩手県における急性低音障害型感音難聴の疫学調査（厚生労働省急性高度難聴に関する調査研究）．Audiology Japan 2006 ; 49 : 373-80.

2）Yamasoba T, Kikuchi S, Sugasawa M, et al. Acute low-tone sensorineural hearing loss without vertigo. Arch Otolaryngol Head Neck Surg 1994 ; 120 : 532-5.

3）朝隈真一郎．急性低音障害型感音難聴－10年間241例の検討．日耳鼻 1999 ; 102 : 299-304.

4）佐藤宏昭，村井和夫，岡本牧人，他．急性低音障害型感音難聴の平成12年全国疫学調査結果．Audiology Japan 2002 ; 45 : 161-6.

5）川島慶之，佐藤宏昭，岡本牧人，他．平成12・13年度登録の急性低音障害型感音難聴症例の平成19年時点での経過調査（厚生労働科学研究難治性疾患克服研究事業による急性高度難聴に関する調査研究）．Audiology Japan 2008 ; 51 : 200-7.

6）田中映子，佐々木慘，坂口正範，他．急性低音障害型感音難聴の臨床統計．耳鼻臨床 1990 ; 補38 : 128-34.

7）佐野　肇，設楽哲也，岡本牧人，他．低音障害型感音難聴の臨床経過からみた病因の検討．Audiology Japan 1994 ; 37 : 105-11.

CQ 2-1　急性低音障害型感音難聴にステロイド治療は有効か？

Answer　明確なエビデンスはないが，治療の選択肢の一つとして提案する。
エビデンスレベルⅡ　　推奨グレード C1

●解説

　ステロイド剤については無効とする報告[1]，有効とする報告[2,3]，必要性は少ない[4,5]とする報告など様々である。また，有効とする報告のなかでも大量投与が有効とするもの[3]，標準量のほうが効果は高いとするもの[2]の両者がみられる。さらに，プレドニゾロンのようなミネラルコルチコイド活性を有するステロイド剤を大量投与すると，聴力が一時的に悪化するという報告もある[6]。ステロイド剤と偽薬による RCT はないため，有効性についてのエビデンスは得られていないが，突発性難聴に準じた治療薬として頻用される。

■文献

1) Kitajiri S, Tabuchi K, Hiraumi H, et al. Is corticosteroid therapy effective for sudden-onset sensori-neural hearing loss at lower frequencies? Arch Otolaryngol Head Neck Surg 2002 ; 128 : 365-7.
2) 真鍋恭弘，鈴木　弟，斎藤武久，藤枝重治．急性低音障害型感音難聴の治療薬剤について—ステロイド剤とイソソルビドの比較．耳鼻臨床 2005 ; 98 : 9-14.
3) Suzuki M, Otake R, Kashio A. Effect of corticosteroids or diuretics in low-tone sensorineural hearing loss. ORL 2006 ; 68 : 170-6.
4) 鳥谷龍三，江浦正郎，大磯正剛，他．急性低音障害型感音難聴の初期治療—ステロイド剤使用の是非について．耳鼻と臨床 2006 ; 52 : 271-7.
5) 木谷芳晴，福島英行，中村　一，他．急性低音障害型感音難聴の検討．耳鼻臨床 2002 ; 95 : 999-1004.
6) 真鍋恭弘，斎藤武久，斎藤　等．急性低音障害型感音難聴に対する異なるステロイド剤による効果の相違について．Audiology Japan 2002 ; 45 : 176-81.

CQ 2-2　急性低音障害型感音難聴に浸透圧利尿剤は有効か？

Answer　明確なエビデンスはないが内リンパ水腫の改善が期待できることから，治療の選択肢の一つとして提案する。
エビデンスレベルⅡ　　推奨グレード C1

●解説

　浸透圧利尿剤は，内リンパ水腫の改善が期待できることから頻用されるが，有効とする報告[1]，グリセロールテスト陽性例には有効[2]，効果に乏しいとする報告[3,4]など様々である。また，メニエール病ではもともと難聴に対する効果は高くないこと[5]，および偽薬を用いた RCT がないことから有効性の評価は定まっていない。

■ 文献

1) 佐野　肇，設楽哲也，岡本牧人，他．低音障害型感音難聴の臨床経過からみた病因の検討．Audiology Japan 1994；37：105-11.
2) 今村俊一，本田英幸，水越昭仁，他．急性低音障害型感音難聴における内リンパ水腫の関与について．Audiology Japan 2004；47：251-7.
3) 真鍋恭弘，鈴木　弟，斎藤武久，藤枝重治．急性低音障害型感音難聴の治療薬剤について―ステロイド剤とイソソルビドの比較．耳鼻臨床 2005；98：9-14.
4) 朝隈真一郎．急性低音障害型感音難聴―その治療と最近の動向．Audiology Japan 2006；49；156-61.
5) 将積日出夫，水越鉄理，麻生　伸，他．メニエール病の長期経過観察例の推移―AAO-HNS の判定基準による Isosorbide の治療効果について．Equilibrium Res Suppl 1988；4：120-3.

CQ 2-3　妊娠中の急性低音障害型感音難聴患者への対応は？

Answer　有効性のエビデンスが得られた薬剤はないため，妊娠に悪影響を及ぼす可能性のある薬剤の投与を行わないことを推奨する。
エビデンスレベルⅤ　　推奨グレードC2

●解説

　多くの疫学調査で若年女性に多いことが判明しており，妊娠女性への治療については十分な配慮が必要である。ステロイド剤を含め，有効性のエビデンスが確立した薬剤はないため，妊娠に悪影響を及ぼす薬剤の投与には慎重を要する。このような場合にはステロイド剤の投与を避けるのも選択肢の一つになる。

6　予　後

　急性期の薬物治療に応答し早期に聴力改善を認める例の予後は一般に良好であるが，効果の乏しい例も認められる。平成 26～28 年度「難治性聴覚障害に関する調査研究班」の実施した疫学調査においては，67.5％の症例で治癒，12.9％の症例で聴力の改善が認められており，一般的に予後は良好であると考えられる。ただし，発作的に症状を反復することや，進行性に難聴が悪化することもあるため経過観察が必要である。

3　外リンパ瘻

1　疾患概要

　外リンパ瘻は，内耳外リンパ腔と周辺臓器の間に瘻孔が生じ，内耳の生理機能が障害されてめまい，耳鳴，難聴などが生じる疾患である。瘻孔は蝸牛窓，前庭窓，microfissure，骨折部，炎症などによる骨迷路破壊部，奇形などにより生じる。瘻孔から外リンパが漏出すると症状が悪化，変動する[1-5]。

　外リンパ瘻の症状は極めて多様であり，確定診断は容易ではない。従来の外リンパ瘻診断基準では，確実例は「内視鏡検査もしくは手術（試験的鼓室開放術）により蝸牛窓，前庭窓のいずれかまたは両者より外リンパあるいは髄液の漏出を確認できたもの，または瘻孔を確認できたもの」とされていた。しかし，内耳から外リンパが流出しているか否かを判別することは困難で，陥凹した構造をもつ内耳窓窩には周囲から組織液，滲出液などが流入し貯留するため，実際には外リンパ以外の液体の貯留をみている可能性がある。このように，主観的な判断を診断のよりどころとしていたために，外リンパ瘻という疾患概念自体を否定し，批判する報告もある[6-8]。外リンパ瘻に対する疾患概念は国により，また医師により大きく異なることが知られている。

　近年，外リンパ特異的蛋白である cochlin-tomoprotein（CTP）を用いた生化学的検査が臨床研究として実施されており，低侵襲な診断法として期待されている[9-11]（保険適用外）。

1. 主な症状

　外リンパ瘻の症状は，突発性・変動性・進行性の難聴，耳鳴，耳閉塞感，めまいである。瘻孔症状（外耳道の加圧，減圧によりめまい・眼振が誘発される），pop 音，流水様耳鳴といった随伴症状を伴うこともある。その症状は漏出の程度により経過中にも変動することがしばしば経験される。聴覚症状を伴わずめまい・平衡障害が主訴の場合もある。また，認知機能に影響があるとする報告もある[12, 13]。

2. 病　因

　外リンパ瘻は発症の原因・誘因により，カテゴリー1〜4 まで分類されている（表 11）。

　カテゴリー1は外傷，疾患，手術などによる外リンパ瘻である。これは細分化され，(1)a は，アブミ骨直達外傷，骨迷路骨折など明らかに外リンパ腔に瘻孔が生じるものである。(1)b は上記以外の外傷であり，頭部外傷，全身打撲などが誘因になったもので，単に交通外傷と表現される場合も含めて，海外ではこのカテゴリーに属する報告が多い。(2)a は，中耳および内耳疾患（真珠腫，腫瘍，奇形など）であり，前半規管裂隙症候群もここに含まれる。(2)b は手術や処置に起因する医原性の原因によるものである。

3 外リンパ瘻 **73**

表11 **外リンパ瘻のカテゴリー分類**

1	外傷，疾患，手術など
	(1) a. 迷路損傷（アブミ骨直達外傷，骨迷路骨折など） b. 他の外傷（頭部外傷，全身打撲，交通事故など）
	(2) a. 疾患（中耳および内耳疾患。真珠腫，腫瘍，奇形など） b. 医原性（中耳または内耳手術，処置など医療行為）
2	外因性の圧外傷（爆風，ダイビング，飛行機搭乗など）
3	内因性の圧外傷（はなかみ，くしゃみ，重量物運搬，力みなど）
4	明らかな原因，誘因がないもの（idiopathic）

注：原因・誘因不明の症例は spontaneous ではなく idiopathic と訳すべきである。

　一方で，カテゴリー2〜4は，外因性，内因性の圧外傷によるもの，そして誘因がはっきりしていない idiopathic 症例である（海外ではこれらの症例は一括して"window type PLF"と呼称され，国により医師によっていまだ異論があるカテゴリーである[14]）。わが国においては，このカテゴリー2〜4に関する関心が高く，1994年には診断基準が国際誌に発表され，海外でも使用されている[2, 15]。

　本診療の手引きが主に対象とする患者は，従来のわが国の外リンパ瘻診断基準が対象としてきたカテゴリー2，3，4の症例である。カテゴリー1については原因により診療が大きく異なるため，本書においては一部の症例に関して部分的に言及するに留めた。

2 疫　学

　前述のとおり診断が困難であったことから大規模な疫学調査は行われておらず，罹患者頻度に関しては必ずしも明らかとなっていない。推定罹患者頻度としては，学会調査とDPC 統計において外リンパ瘻に対する内耳窓閉鎖術は年間約100件行われているため，手術適応を仮に1%程度とすると年間の発症総数は約10,000人と推定される。また，多施設共同研究へのサンプル提出のため全国170病院が登録され，平均すると年間約500検体が提出されている。

3 診断基準・重症度分類（表12，13）

　従来の外リンパ瘻診断基準での確実例は，「内視鏡検査もしくは手術（試験的鼓室開放術）により蝸牛窓，前庭窓のいずれかまたは両者より外リンパあるいは髄液の漏出を確認できたもの。または瘻孔を確認できたもの」とされていたが，新しい診断基準では，「瘻孔が確認できたもの，もしくは外リンパ特異的蛋白が検出されたもの」となった[14]。明らかな原因，誘因がない例（idiopathic）も存在するが，今回の診断基準では誘因があるものを疑い例としている。これは，外リンパ瘻に特徴的で診断性能の高い症状や生理学的検査所見などが現段階では明らかになっていないことによる。今後の改定が望まれる。

表12　外リンパ瘻 診断基準

A. 症 状

下記項目の外リンパ瘻の原因や誘因があり，難聴，耳鳴，耳閉塞感，めまい，平衡障害などが生じたもの。
(1) 中耳および内耳疾患（外傷，真珠腫，腫瘍，奇形，半規管裂隙症候群など）の既往または合併，中耳または内耳手術など。
(2) 外因性の圧外傷（爆風，ダイビング，飛行機搭乗など）
(3) 内因性の圧外傷（はなかみ，くしゃみ，重量物運搬，力みなど）

B. 検査所見

(1) 顕微鏡検査・内視鏡検査
顕微鏡，内視鏡などにより中耳と内耳の間に瘻孔を確認できたもの。瘻孔は蝸牛窓，前庭窓，骨折部，microfissure，奇形，炎症などによる骨迷路破壊部などに生じる。
(2) 生化学的検査
中耳から外リンパ特異的蛋白が検出できたもの。

C. 参 考

(1) 外リンパ特異的蛋白 Cochlin-tomoprotein（CTP）の検出法
シリンジで中耳に 0.3 mL の生理食塩水を入れ，3 回出し入れし，中耳洗浄液を回収する。
ポリクローナル抗体による ELISA 法で蛋白を検出する。カットオフ値は以下の通りである。
0.8 ng/mL 以上が陽性，0.4 以上 0.8 ng/mL 未満が中間値，0.4 ng/mL 未満が陰性
(2) 明らかな原因，誘因がない例（idiopathic）がある。
(3) 下記の症候や検査所見が認められる場合がある。
1. 「水の流れるような耳鳴」または「水の流れる感じ」がある。
2. 発症時にパチッなどという膜が破れるような音（pop 音）を伴う。
3. 外耳，中耳の加圧または減圧でめまいを訴える。または眼振を認める。
4. 画像上，迷路気腫，骨迷路の瘻孔など外リンパ瘻を示唆する所見を認める。
5. 難聴，耳鳴，耳閉塞感の経過は急性，進行性，変動性，再発性などである。
6. 聴覚異常を訴えずめまい・平衡障害が主訴の場合がある。

D. 鑑別除外診断

他の原因が明らかな難聴，めまい疾患（ウイルス性難聴，遺伝性難聴，聴神経腫瘍など）

E. 外リンパ瘻の診断

A の臨床症状のみを認める場合は疑い例とする。
A の臨床症状があり，さらに B の検査所見のうちいずれかを認めれば確実例とする。

注：Gusher のように明らかに内耳からの髄液漏もあることから，外リンパ瘻の漏出液は髄液である可能性もあり，今後，中耳洗浄液の髄液漏診断マーカー測定によって新知見が得られる可能性がある。

（厚生省特定疾患「急性高度難聴調査研究班」，2000 年）
（厚生労働省「難治性聴覚障害に関する調査研究班」，2016 年改定）

④ 診断の流れ（図12）

　　外リンパ瘻の症状は，発症の原因・誘因や，機能障害の程度，外リンパ漏出の速度や量に影響されると考えられている[11]。結果として経過中に多様な臨床徴候を示すため，症状からの診断は困難である。今まで数多くの外リンパ瘻診断法が報告されており，内耳窓か

表13 外リンパ瘻 重症度分類

	難聴（4分法）	めまいによる日常活動の制限
正 常	25 dB 未満	めまいなし
軽 度	25 dB 以上 40 dB 未満	めまいはあるが日常生活には支障がない
中等度	40 dB 以上 70 dB 未満	日常生活に影響がある
高 度	70 dB 以上 90 dB 未満	日常生活に大きな支障がある
重 度	90 dB 以上	日常生活や仕事がほぼ不可能

・難聴，めまい，いずれか重症のほうを総合的重症度とする。重症度は最悪時で判定する。
・ここでいう日常生活とは，就労・家事・育児・送迎・介護・社会生活など，その人のそれまでの生活のなかで通常必要とされてきた，あるいは現在も必要とされている，すべての行為を含める。

（厚生労働省「難治性聴覚障害に関する調査研究班」，2016年）

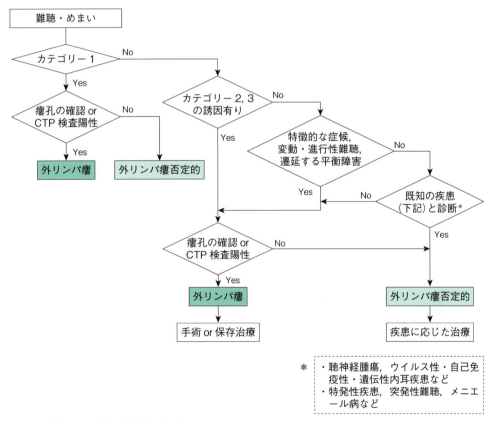

図12 外リンパ瘻の診断・治療のフローチャート

らの液体の漏出もしくは内耳窓窩への液体の貯留[1-4]，漏出前後で蝸電図所見を比較[16]，手術中に漏出が疑われる部位の近くで吸引をするとめまいが生じる[17]，診断的治療[18]，側頭骨解剖で microfissure を同定[19] などがある（生化学的診断法に関しては別項に記載した）。わが国で最も頻用された診断法は「内視鏡検査もしくは手術（試験的鼓室開放術）により蝸牛窓，前庭窓のいずれかまたは両者より外リンパあるいは髄液の漏出を確認できたもの。または瘻孔を確認できたもの」となっている[2]。2016年改定の新しい診断基準で

は，「瘻孔を確認できたもの」もしくは「外リンパ特異的蛋白が検出できたもの」となった。外リンパ特異的蛋白 CTP については詳細を別項に記載した（p19 参照）。

　カテゴリー1の症例では迷路気腫が診断の助けとなるが，カテゴリー2，3，4 に関しては画像検査の有用性は明らかではない[20]。

■ 参考文献

1) Nomura Y. Perilymph fistula : concept, diagnosis and management. Acta Otolaryngol Suppl 1994 ; 514 : 52-4.

2) Kanzaki J. Diagnostic criteria for acute profound deafness. Acta Otolaryngol Suppl 1994 ; 514 : 7-8.

3) Kohut RI, Hinojosa R, Budetti JA. Perilymphatic fistula : a histopathologic study. Ann Otol Rhinol Laryngol 1986 ; 95 : 466-71.

4) Maitland C. Perilymphatic fistula. Curr Neurol Neurosci Rep 2001 ; 1 : 486-91.

5) Sato H, Takahashi H, Sando I. Computer-aided three-dimensional reconstruction and measurement of microfissures. Am J Otol 1992 ; 13 : 141-5.

6) Schuknecht HF. Myths in neurotology. Am J Otol 1992 ; 13 : 124-6.

7) Meyerhoff W. Spontaneous perilymphatic fistula : myth or fact. Am J Otol 1993 ; 14 : 478-81.

8) Friedland D, Wackym P. A critical appraisal of spontaneous perilymphatic fistulas of the inner ear. Am J Otol 1999 ; 20 : 261-76.

9) Ikezono T, Shindo S, Li L, et al. Identification of a novel Cochlin isoform in the perilymph : insights to Cochlin function and the pathogenesis of DFNA9. Biochem Biophys Res Commun 2004 ; 6 : 440-6.

10) Ikezono T, Shindo S, Sekiguchi S, et al. Cochlin-tomoprotein : a novel perilymph-specific protein and a potential marker for the diagnosis of perilymphatic fistula. Audiol Neurootol 2009 ; 14 : 338-44.

11) Matsuda H, Sakamoto K, Matsumura T, et al. A nationwide multicenter study of the Cochlin tomo-protein detection test : clinical characteristics of perilymphatic fistula cases. Acta Otolaryngol 2017 ; 137（Suppl 565）: S53-9.

12) Black FO, Pesznecker S, Norton T, et al. Surgical management of perilymphatic fistulas : a Portland experience. Am J Otol 1992 ; 13 : 254-62.

13) Wackym P, Balaban C, Mackay H, et al. Longitudinal cognitive and neurobehavioral functional outcomes before and after repairing otic capsule dehiscence. Otol Neurotol 2016 ; 37 : 70-82.

14) 池園哲郎．厚生労働科学研究費補助金　難治性疾患等政策研究事業「難治性聴覚障害に関する調査研究班」報告書（平成 27 年度），pp109-11.

15) Hoch S, Vomhof T, Teymoortash A. Critical evaluation of round window membrane sealing in the treatment of idiopathic sudden unilateral hearing loss. Clin Exp Otorhinolaryngol 2015 ; 8 : 20-5.

16) Gibson WP. Electrocochleography in the diagnosis of perilymphatic fistula : intraoperative observations and assessment of a new diagnostic office procedure. Am J Otol 1992 ; 13 : 146-51.

17) Cole GG. Validity of spontaneous perilymphatic fistula. Am J Otol 1995 ; 16 : 815-9.

18) Fitzgerald DC, Getson P, Brasseux CO. Perilymphatic fistula : a Washington, DC, experience. Ann Otol Rhinol Laryngol 1997 ; 106 : 830-7.

19) Kohut RI, Hinojosa R, Howard G, Ryu JH. The accuracy of the clinical diagnosis（predictability）of patencies of the labyrinth capsule（perilymphatic fistulas）: a clinical histopathologic study with statistical evaluations. Acta Otolaryngol Suppl 1995 ; 520 : 235-7.

20) Hidaka H, Miyazaki M, Kawase T, et al. Traumatic pneumolabyrinth: air location and hearing outcome. Otol Neurotol 2012 ; 33 : 123-31.

3 外リンパ瘻　77

CQ 3-1　外リンパ瘻を疑う臨床症状は何か？

Answer
外リンパ瘻を疑う臨床症状は，（変動性）難聴，めまい，眼振，瘻孔症状，pop 音，流水様耳鳴といったものが挙げられるため，これらの症状を有する場合には外リンパ瘻の精査を行うことを推奨する。
エビデンスレベルⅣa　　推奨グレードB

●解説

　外リンパ瘻を疑う臨床症状は（変動性）難聴，めまい，眼振，瘻孔症状，pop 音，流水様耳鳴といったものが挙げられる（表12）。めまいの自覚症状はふらつきないし回転性めまいであるが，難聴・めまいなどの臨床症状には経過中に変動がみられることが多い。聴覚症状を伴わずめまい・平衡障害が主訴の場合もある。また，認知機能に影響があるとする報告もある[1, 2]。

　多施設共同研究によるCTP検査例の解析結果が発表され，CTP陽性例と，CTP陰性例との間で難聴，めまい，眼振，瘻孔症状，pop 音，流水様耳鳴の有無を比較検討している。その結果，発症 30 日以内にCTP検査を実施した症例に限った場合，陽性例において統計学的に有意に高率に観察された所見が3つあった。それは，カテゴリー1では眼振（感度92％，特異度71％），瘻孔症状（感度50％，特異度100％），カテゴリー2～4では流水様耳鳴（感度25％，特異度90％）であった[3]。発症 31 日以後に検査した症例では有意な差をもつ症状・所見はなかった。難聴の発症様式としては，進行性難聴がCTP陽性例に多い傾向はあったが，急性感音難聴症例（あるいは突発性難聴と「診断された」症例）にも陽性例があり，聴力の推移からの診断は困難である。聴力型からの診断も同様に困難であった。

　海外の文献では，瘻孔症状が外リンパ瘻の診断に有用とされ，陽性率（感度）88％と述べている文献もある[4]。わが国の多施設共同研究では，発症から検査日までの日数に関係なく全症例での瘻孔症状をみてみると，カテゴリー1は感度33％，特異度82％，カテゴリー2～4は感度2％，特異度93％であった[3]。国や施設によって判定基準，外耳道に加圧する場合の使用器具などが異なっており，今後，標準化が必要となる[5]。眼振は一般的な内耳性めまいと同様に，患側下向き頭位で増強することが多く，患側向き（刺激眼振），健側向き（麻痺眼振）あるいは方向交代性頭位眼振などが観察される。

　一般的に，病歴に外リンパ瘻を疑わせる誘因があれば，外リンパ瘻の疑いは強くなると考えられてきた。しかし多施設共同研究の結果，カテゴリー2のCTP陽性率は12％，3は26％，誘因が明らかでないカテゴリー4症例においても21％であり，各群間に有意差を認めなかった。カテゴリー4については，誘因に対する問診が不十分，患者自身が思い出せないなども想定されるが，症例によっては誘因のみではなく加齢変化や軽微な奇形など外リンパ瘻を発症しやすい素因があることも考えられる。

　カテゴリー4において，検査の適応ありと判断した理由は担当医により様々であり，そ

78 Ⅲ 各論

の理由を列記すると，突発性難聴，変動性・変動進行性難聴，再発性難聴，内耳性めまい，突発性難聴後に遷延するめまい，瘻孔症状，pop 音，流水様耳鳴などであった。

海外から診断基準やガイドラインの発表はないが，文献的には，Kohut が側頭骨標本でmicrofissure を有する症例の臨床徴候を解析して，生前の患者の特徴的な症状，所見は，急性感音難聴，急速進行性難聴，慢性の平衡障害，頭位眼振，瘻孔症状が特徴的であったと述べている[6]。

■ 文献

1) Black FO, Pesznecker S, Norton T, et al. Surgical management of perilymphatic fistulas : a Portland experience. Am J Otol 1992 ; 13 : 254-62.
2) Wackym P, Balaban C, Mackay H, et al. Longitudinal cognitive and neurobehavioral functional outcomes before and after repairing otic capsule dehiscence. Otol Neurotol 2016 ; 37 : 70-82.
3) Matsuda H, Sakamoto K, Matsumura T, et al. A nationwide multicenter study of the Cochlin tomo-protein detection test : clinical characteristics of perilymphatic fistula cases. Acta Otolaryngol 2017 ; 137（Suppl 565）: S53-9.
4) Fitzgerald D. Perilymphatic fistula and Meniere's disease. Clinical series and literature review. Ann Otol Rhinol Laryngol 2001 ; 110 : 430-6.
5) 池園哲郎. 特集 検査結果をどう読むか？：平衡覚領域の検査―圧刺激検査. JOHNS 2013 ; 29 : 1547-50.
6) Kohut R, Hinojosa R, Budetti J. Perilymphatic fistula : a histopathologic study. Ann Otol Rhinol Laryngol 1986 ; 95 : 466-71.

CQ 3-2 発症の誘因・原因がない場合も外リンパ瘻を疑うべきか？

Answer 発症の誘因がない場合でも，外リンパ瘻を疑う臨床症状（CQ3-1 参照）がある場合には検討する必要があるため，精査を行うことが望ましい。
エビデンスレベルⅣa　推奨グレード C1

● 解説

外リンパ瘻には，明らかな原因，誘因がないカテゴリー 4 の idiopathic 症例も存在すると考えられている。わが国の多施設共同研究において検討した外リンパ瘻疑い症例 497 例のうち 48％は病歴に誘因がない症例が選択されており，その CTP 陽性率は 21％であった[1]。海外においても，Weider らの報告では 45 例中 12 例[2]，Black らの報告では 58 例中 11 例は誘因がなかった[3]。

CTP 検査の結果は明らかな原因，誘因がない例（idiopathic）も存在することを示しているが，今回の診断基準では誘因があるものを疑い例としている。これは外リンパ瘻に特徴的な症状や診断性能の高い生理学的検査所見などが現段階では明らかでないためであり，将来的には idiopathic 症例も念頭においた診断基準に改定されることが望ましい。

■ 文献

1) Matsuda H, Sakamoto K, Matsumura T, et al. A nationwide multicenter study of the Cochlin tomo-protein detection test : clinical characteristics of perilymphatic fistula cases. Acta Otolaryngol 2017 ; 137（Suppl 565）: S53-9.

2) Weider DJ. Treatment and management of perilymphatic fistula : a New Hampshire experience. Am J Otol 1992 ; 13 : 158-66.

3) Black FO, Pesznecker S, Norton T, et al. Surgical management of perilymphatic fistulas : a Portland experience. Am J Otol 1992 ; 13 : 254-62.

CQ 3-3　外リンパ瘻を疑ったときにどうやって確定診断するか？

Answer

1. 手術・奇形・外傷などによる外リンパ瘻の診断には画像検査が有用であるため，実施することが望ましい。
   エビデンスレベルV　　推奨グレードC1

2. その他の場合には誘因の有無にかかわらず，手術的所見あるいは外リンパ瘻CTP検査により確定診断することを提案する。
   エビデンスレベルIVb　　推奨グレードC1

● 解説

　カテゴリー1の外リンパ瘻においては，CTなどの画像検査での所見，例えば中耳奇形や骨折，迷路気腫，骨迷路の瘻孔などが診断の一助となる。カテゴリー2〜4の外リンパ瘻（window type PLF）の確定診断は困難であるが，これまで数多くの診断法が報告されている。内耳窓からの液体の漏出もしくは内耳窓窩への液体の貯留[1-4]，漏出前後で蝸電図所見を比較[5]，手術中に漏出が疑われる部位の近くで吸引をするとめまいが生じる[6]，診断的治療[7]，側頭骨解剖でmicrofissureを同定[8]などである。過去に外リンパ漏出のマーカーとして検討されたbeta-2 transferrin，beta-trace protein（prostaglandin D synthase），髄腔内蛍光色素投与などはすべて脳脊髄液漏出のマーカーで，外リンパ瘻診断における有用性は現在否定的とされている[9-11]。

　このなかで最も頻用されたのは，顕微鏡，内視鏡などにより目視で外リンパ漏出の有無を判断する方法である。しかしながら，「外リンパ漏出所見」とは実際には内耳窓窩の液体の貯留をみていることが多い。明瞭な外リンパ噴出・瘻孔がない場合には極めてあいまいな所見を頼りにするため，確定診断を行うことは困難であった。

　近年は，CTPを中耳洗浄液から検出する検査が可能となり，この検査を用いた診断基準が作成された（表12）[12, 13]。CTPを用いた客観的かつ低侵襲な生化学的診断法の意義は高いが，いくつかの欠点がある。CTPは新規診断マーカーであり，検体となる中耳洗浄液も今まで臨床検査には用いられなかった新規生体検査材料である。このため未知の偽陽性因子・偽陰性因子が存在する可能性がある。また，現行のELISA法では検査結果が出るまで数週間を要するため，急性例での術前診断を行う際には制限が生じる

■ 文献

1) Nomura Y. Perilymph fistula : concept, diagnosis and management. Acta Otolaryngol Suppl 1994 ; 514 : 52-4.
2) Kanzaki J. Diagnostic criteria for acute profound deafness. Acta Otolaryngol Suppl 1994 ; 514 : 7-8.
3) Kohut RI, Hinojosa R, Budetti JA. Perilymphatic fistula : a histopathologic study. Ann Otol Rhinol Laryngol 1986 ; 95 : 466-71.
4) Maitland C. Perilymphatic fistula. Curr Neurol Neurosci Rep 2001 ; 1 : 486-91.
5) Gibson WP. Electrocochleography in the diagnosis of perilymphatic fistula : intraoperative observations and assessment of a new diagnostic office procedure. Am J Otol 1992 ; 13 : 146-51.
6) Cole GG. Validity of spontaneous perilymphatic fistula. Am J Otol 1995 ; 16 : 815-9.
7) Fitzgerald DC, Getson P, Brasseux CO. Perilymphatic fistula : a Washington, DC, experience. Ann Otol Rhinol Laryngol 1997 ; 106 : 830-7.
8) Kohut RI, Hinojosa R, Howard G, Ryu JH. The accuracy of the clinical diagnosis (predictability) of patencies of the labyrinth capsule (perilymphatic fistulas) : a clinical histopathologic study with statistical evaluations. Acta Otolaryngol Suppl 1995 ; 520 : 235-7.
9) Rauch S. Transferrin microheterogeneity in human perilymph. Laryngoscope 2000 ; 110 : 545-52.
10) Michel O, Petereit H, Klemm E, et al. First clinical experience with beta-trace protein (prostaglandin D synthase) as a marker for perilymphatic fistula. J Laryngol Otol 2005 ; 119 : 765-9.
11) Gehrking E, Wisst F, Remmert S, Sommer K. Intraoperative assessment of perilymphatic fistulas with intrathecal administration of fluorescein. Laryngoscope 2002 ; 112 : 1614-8.
12) Matsuda H, Sakamoto K, Matsumura T, et al. A nationwide multicenter study of the Cochlin tomo-protein detection test : clinical characteristics of perilymphatic fistula cases. Acta Otolaryngol 2017 ; 137 (Suppl 565) : S53-9.
13) 池園哲郎. 厚生労働科学研究費補助金 難治性疾患等政策研究事業「難治性聴覚障害に関する調査研究班」報告書（平成27年度）, pp109-11.

5 治療方針

　瘻孔は自然治癒する可能性も考えられるので，急性に発症してから1週間前後は安静を保ち自然治癒を待つ。安静によっても症状が軽快しない場合や，症状が悪化する場合は手術治療により瘻孔の閉鎖を行う。慢性に経過した症例では，それまでの症状経過や患者の意思・希望を考察して手術適応を慎重に決定する。

　予後については，瘻孔を生じた原因・保存治療または手術治療の有無・術式によって異なる。重症例ほど手術治療が選択され，症例ごとに病態も異なると考えられるが，めまい症状については手術の前後で9割以上が改善したとする報告がある[1]。

　従来の内耳窓閉鎖術では，再手術時に充填した結合組織や筋膜が移動，消失している症例も報告されている。そこで閉鎖材料の移動・消失，再発を防ぐためにより強固に内耳窓を塞ぐround window reinforcement（RWR）という前半規管裂隙症候群に対する術式が報告されている[2]。

　治療効果は聴力，眼振の有無，めまいの自覚（Vertigo Symptom Scale short-form；VSSsf, Dizziness Handicap Inventory；DHI）などの判定項目で評価される[3,4]。

■ 参考文献

1) Kubo T, Kohno M, Naramura H, et al. Clinical characteristics and hearing recovery in perilymphatic fistulas of different etiologies, Acta Otolaryngol 1993 ; 113 : 307-11.

2) Silverstein H, Kartush JM, Parnes LS, et al. Round window reinforcement for superior semicircular canal dehiscence : a retrospective multi-center case series. Am J Otolaryngol 2014 ; 35 : 286-93.

3) 近藤真前, 清水謙祐, 五島史行, 他. めまい症尺度短縮版（Vertigo Symptom Scale-short form）日本語版の使用経験. Equilibrium Research 2016 ; 75 ; 489-97.

4) 増田圭奈子, 五島史行, 藤井正人, 他. めまいの問診票（和訳 Dizziness Handicap Inventory）の有用性の検討. Equilibrium Research 2004 ; 63 : 555-63.

CQ 3-4　外リンパ瘻の治療はどうするか？

Answer

1. 手術・奇形・外傷などによる外リンパ瘻の場合には，原因に応じた手術を治療の選択肢の一つとして提案する。
エビデンスレベルⅤ　　推奨グレードC1

2. その他の場合には1週間程度安静で経過観察を行う。症状が持続する場合や進行性の難聴を呈する場合には，CTP検査の結果などを参考に，手術を治療の選択肢の一つとして提案する。
エビデンスレベルⅤ　　推奨グレードC1

● 解説

　カテゴリー1の原因が明確な外リンパ瘻では，原因に応じて症例ごとに対応する。カテゴリー2～4で急性の外リンパ瘻であれば自然閉鎖もあり得るので，1週間程度は安静にて経過を観察することが多い。この間頭部を30°挙上し，ベッド上安静，鼻かみや力みなどの禁止，緩下薬，ステロイド剤投与などが行われる。めまい症状が1週間以上持続する場合や高度の難聴，進行性難聴を呈している場合には手術治療も選択される[1]。慢性の外リンパ瘻ではさらに診断が難しくなるが，症状，所見の推移，CTP検査などを参考に手術治療を考慮する。

　内耳窓閉鎖術は，外リンパ瘻の手術治療として一般的に普及しており，筋膜，結合組織，脂肪，ゼラチン製剤などを正円窓窩，アブミ骨底板周囲に留置する。手術後に前庭症状は改善することが多く，蝸牛症状に関しては早期の手術により改善する可能性が高いとも報告されている。内耳窓を閉鎖する際にはその周囲にmicrofissureが存在する可能性も想定して手術を行う[2]（図13）。

　しかしながら，手術後に症状が再発する症例や，効果不十分の例もある。瘻孔が疑われる部位や内耳窓に充填した筋膜，結合組織がずれて移動することも経験する。最近，内耳窓閉鎖術の変法で閉鎖材料の移動・消失を防ぎ，再発を防止する効果が期待され得る術式が報告された。それは，RWRとよばれる前半規管裂隙症候群に対する術式で，より強固に蝸牛窓を塞ぐために中耳粘膜を掻爬，またはレーザーで焼灼し，筋膜，結合組織に加えて軟骨も用いて充填する方法である[3,4]。保存治療，手術治療の効果に関して今後さらな

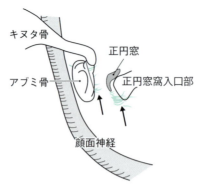

図 13 側頭骨標本で観察された 21 例の microfissure 部位を再構築し，術野で表現（右耳）

る臨床研究が求められている。

■ 文献

1) Nomura Y. Perilymph fistula : concept, diagnosis and management. Acta Otolaryngol Suppl 1994 ; 514 : 52-4.
2) Sato H, Takahashi H, Sando I. Computer-aided three-dimensional reconstruction and measurement of microfissures. Am J Otol 1992 ; 13 : 141-5.
3) Silverstein H, Kartush JM, Parnes LS, et al. Round window reinforcement for superior semicircular canal dehiscence : a retrospective multi-center case series. Am J Otolaryngol 2014 ; 35 : 286-93.
4) Wackym PA, Wood SJ, Siker DA, Carter DM. Otic capsule dehiscence syndrome : Superior semicircular canal dehiscence syndrome with no radiographically visible dehiscence. Ear Nose Throat J 2015 ; 94 : E8-24.

6 予　後

　従来は，侵襲的な手法による瘻孔の確認が必要であったことより，外リンパ瘻の診断自体が困難であったこともあり，外リンパ瘻の予後や再発の有無について現時点までにエビデンスレベルの高い臨床研究は行われていないのが現状である。外リンパ瘻 CTP 検査の登場により，従来よりも診断を行うことが容易になったため，今後の解明が期待される。

7 予　防

　発症機転から，外傷，圧外傷を含め，これらを避けることが効果的と推定される。先天的な易受傷性の存在も推定されている[1]。

■ 参考文献

1) Bluestone CD. Otitis media and congenital perilymphatic fistula as a cause of sensorineural hearing loss in children. Pediatr Infect Dis J 1988 ; 7 : S141-5.

4 ムンプス難聴

1 疾患概要

　ムンプス難聴は流行性耳下腺炎罹患後に認められる合併症の一つであり，多くの場合耳下腺腫脹発現前後に発症する急性高度感音難聴である。

　ウイルスの潜伏期間は約 12～24 日（ピークは 16～18 日）であり，典型的には耳下腺腫脹・疼痛と発熱で発症し，耳下腺腫脹は発症後 1～3 日でピークとなり，約 3～7 日かけて消退する。多くは両側の耳下腺腫脹であるが約 10～25％は一側性の腫脹であり，約 10～15％では顎下腺腫脹も認められる。発熱は 1～6 日間持続する。好発年齢は 3～6 歳と 90％以上を 10 歳未満が占め，血清型は 1 種類であることから罹患すればほとんどの個体で終生免疫が成立する。一方で，終生免疫を獲得していない場合には成人でも発症する。

　主な合併症として，精巣炎 20～40％，卵巣炎 5％，膵炎 5％，無菌性髄膜炎 1～15％，脳炎 0.3～0.02％などがある [2]。また，蝸牛コルチ器，血管条，一次ニューロンなどが障害されることで感音難聴も発症し，ムンプス難聴と呼称される。

1. 主な症状

　ムンプスウイルス感染による難聴では，90％以上の大多数が一側性高度～重度難聴を呈する（図14）[3]。ただし，軽度から中等度難聴を示すムンプス難聴例の報告もあり，必ずしも聾型を示すわけではないことに留意する [4]。平成 26～28 年度「難治性聴覚障害に関する調査研究班」の全国調査では，ムンプス難聴確実例 67 例のうち，63 例が片側性，4 例が両側性，71 耳中 64 耳が重度難聴から聾型を示すという結果であった [5]。

　一側性高度難聴が残存した場合には，健聴者と比較して雑音下での聴取能や音源定位性が低下するため QOL に悪影響を及ぼす。また，両側性高度難聴例も散見されるが，その場合には補聴器装用効果が乏しく深刻なコミュニケーション障害が発生する [6]。言語習得期発症の場合には言語能力を失う可能性があるため，速やかな言語指導・訓練が必要である。また，補聴器の装用効果が乏しい場合には，早期の人工内耳埋め込み術が望ましく，装用効果は良好と報告されている [5, 7]。

　ムンプス難聴にめまい症状が随伴する頻度は 45.0～78.9％と報告されている [8-10]。幼小児例では 16.7～40.0％程度に対して，成人例では 33.3～100％と頻度が高く，蝸牛症状と同様に幼小児では前庭症状を訴えずに看過される場合があることに留意が必要である [9, 11]。前庭症状に関しては，多くの症例において一過性であり，遷延した場合でも 1～2 カ月で改善する [12]。

2. 病　因

　ムンプス（流行性耳下腺炎）は，パラミクソウイルス科パラミクソウイルス亜科ルブラ

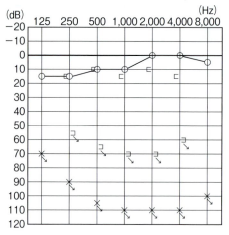

図14 ムンプス難聴患者（確実例）の聴力閾値の例

ウイルス属の一本鎖マイナス RNA をゲノムとしてもつムンプスウイルスによる感染症である[1]。基本的な感染経路は唾液を介した飛沫によるヒト-ヒト間の伝播であり，耳下腺腫脹の約6日前から9日後までの間に唾液中へのウイルス排泄があり感染源となる[2]。しかし，不顕性感染例も約30〜40％存在するとされ，同様にウイルスを排泄するため感染源となり得る[2]。

ムンプスウイルスによる内耳への感染経路は，側頭骨病理所見から血行性感染と経脳脊髄液感染の2つが想定されている。Lindsay らの報告では，蝸牛の変化は蝸牛管内の組織に限定され，血管条，コルチ器の著明な萎縮，前庭膜の虚脱，蓋膜・蝸牛ニューロンの変性であった[13,14]。血行性に内耳に到達したウイルスが，血管条から内リンパ腔に侵入することで障害される。一方，Smith らの報告では，血管条の障害よりも基底回転のコルチ器および一次ニューロンの消失が著明であった[15]。ウイルスが脳脊髄液あるいは神経行性に侵入することで，直接神経線維や外リンパ腔を形成している組織が障害される。

2 疫 学

ムンプス難聴の発生率は，ムンプス罹患者20,000〜30,000人に1人と稀な疾患とされている一方で，近年では1,000人に1人と従来よりも多く難聴を発症しているとする報告まで様々である[17,18]。ムンプス難聴の全国推定受療者数は，1987年の調査で300例，1993年の調査で400例，2001年の調査で650例とされている[19]。また，日本耳鼻咽喉科学会が2015〜2016年に実施した調査では，2年間に少なくとも348例のムンプス難聴が発症していることが明らかとなった。最終的に一側性難聴の残存した287例のうち261例（約91％）は高度以上難聴であった。また，全体の16例（約4％）は両側性難聴であった（http://www.jibika.or.jp/members/jynews/info_mumps.pdf）。

ムンプスの好発年齢は3〜6歳と90％以上を10歳未満が占めることから，ムンプス難

聴の罹患も同様に幼小児が多いとされる。大多数が一側性であるため，自ら難聴を訴えなかったり，電話などで片側の耳で音を聞く機会がないと家族などの周囲も難聴に気づかなかったりするため，発症時期の特定が難しい。また，30代もムンプス難聴の罹患が多く，子どもからの感染または子どもから感染した成人からの感染と考えられる。ムンプス罹患歴のない成人においては，罹患者と接触しやすい環境に対して注意を要する[16]。

❸ 診断基準

わが国におけるムンプス難聴の診断基準としては，1987年に厚生省特定疾患「急性高度難聴調査研究班」によって診断基準が定められ，長年用いられてきた（**表14**）[20]。しかしながら，実臨床においてペア血清を用いた診断は時間を要するという問題点や，ムンプス酵素免疫法（enzyme immunoassay；EIA）-IgM抗体検査法の普及に伴い，20年以上用いられてきた診断基準は2013年に改定されることとなった（**表15**）[21]。文献的には，海外におけるムンプス難聴の診断基準・重症度分類・治療方針などを明確に示したものは，渉猟しえた範囲では認められていない。

■ 参考文献

1) Cohen BE, Durstenfeld A, Roehm PC. Viral causes of hearing loss : a review for hearing health professionals. Trends Hear 2014 ; 18 : 2331216514541361.

2) Gupta RK, Best J, MacMahon E. Mumps and the UK epidemic 2005. BMJ 2005 ; 330 : 1132-5.

3) 小田 恂. ムンプス難聴—流行性耳下腺炎に伴う聴力障害. 耳喉頭頸 2000 ; 72 : 199-202.

4) Vuori M, Lahikainen EA, Peltonen T. Perceptive deafness in connection with mumps. A study of 298 servicemen suffering from mumps. Acta Otolaryngol 1962 ; 55 : 231-6.

5) Morita S, Fujiwara K, Fukuda A, et al. The clinical features and prognosis of mumps-associated hearing loss : a retrospective, multi-institutional investigation in Japan. Acta Otolaryngol 2017 ; 137 (Suppl 565) : S44-7.

6) 坂 直樹, 足達 治, 奥中美恵子, 他. 両側ムンプス聾例. 耳鼻臨床 2004 ; 97 : 197-200.

7) Noda T, Kakazu Y, Komune S. Cochlear implants for mumps deafness: two paediatric cases. J Laryngol Otol 2015 ; 129 (Suppl 2) : S38-41.

8) Hydén D, Odkvist LM, Kylén P. Vestibular symptoms in mumps deafness. Acta Otolaryngol Suppl 1979 ; 360 : 182-3.

9) Yanagita N, Murahashi K. A comparative study of mumps deafness and idiopathic profound sudden deafness. Arch Otorhinolaryngol 1986 ; 243 : 197-9.

10) El-Badry MM, Abousetta A, Kader RM. Vestibular dysfunction in patients with post-mumps sensorineural hearing loss. J Laryngol Otol 2015 ; 129 : 337-41.

11) 坪田雅仁, 中川 肇, 渡辺行雄. めまい症状を伴った成人ムンプス難聴の3例. 耳鼻臨床 2012 ; 105 : 99-104.

12) Mizushima N, Murakami Y. Deafness following mumps; the possible pathogenesis and incidence of deafness. Auris Nasus Larynx 1986 ; 13 (Suppl 1) : S55-7.

13) Lindsay JR, Davey PR, Wayd PH. Inner ear pathology in deafness due to mumps. Ann Otol 1960 ; 69 : 918-36.

14) Lindsay JR. Histopathology of deafness due to postnatal viral disease. Arch Otolaryngol 1973 ; 98 : 258-64.

表14 ムンプス難聴 診断基準（1987年策定）

1. 確実例

（1）耳下腺・顎下腺腫脹など臨床的に明らかなムンプス症例で，腫脹発現4日前より発現後18日以内に発症した急性高度感音難聴の症例（この場合必ずしも血清学的検査は必要ではない）

（2）臨床的にムンプスが明らかでない症例で，急性高度感音難聴発症直後から2～3週間後にかけて血清ムンプス抗体価が有意の上昇を示した症例

注1：（1）においては，はじめの腫脹側からの日をいう
注2：（2）において有意とは，同時に，同一キットを用い測定して4倍以上になったものをいう
注3：難聴の程度は必ずしも高度でない症例もある

2. 準確実例

急性高度感音難聴発症後3カ月以内にムンプスIgM抗体が検出された症例

3. 参考例

臨床的にムンプスによる難聴と考えられた症例
注1：家族・友人にムンプス罹患があった症例
注2：確実例（1）における日数と差のあった症例

（厚生省特定疾患「急性高度難聴調査研究班」，1987年策定）

表15 ムンプス難聴 診断基準（2013年改定）

1. 確実例

（1）耳下腺・顎下腺腫脹など臨床的に明らかなムンプス症例で，腫脹出現4日前より出現後18日以内に発症した急性高度感音難聴の症例

（2）臨床的にムンプスが明らかでない症例で，急性高度感音難聴発症直後から3カ月以内にムンプスIgM抗体が検出された症例

2. 参考例

臨床的にムンプスによる難聴と考えられた症例
（1）家族・友人にムンプス罹患があった症例
（2）確実例（1）における日数と差のあった症例

（厚生労働省特定疾患「急性高度難聴調査研究班」，2013年改定）

15）Smith GA, Gussen R. Inner ear pathologic features following mumps infection. Report of case in adult. Arch Otolaryngol 1976 ; 102 : 108-11.

16）石川敏夫，市村恵一．ムンプス難聴の臨床統計．耳鼻臨床 2004 ; 97 : 285-90.

17）Everberg G. Deafness following mumps. Acta Otolaryngol 1957 ; 48 : 397-403.

18）Hashimoto H, Fujioka M, Kinumaki H, et al. ; Kinki Ambulatory Pediatrics Study Group. An office-based prospective study of deafness in mumps. Pediatr Infect Dis J 2009 ; 28 : 173-5.

19）Kawashima Y, Ihara K, Nakamura M, et al. Epidemiological study of mumps deafness in Japan. Auris Nasus Larynx 2005 ; 32 : 125-8.

20）野村恭也．総括研究報告：厚生省特定疾患急性高度難聴調査研究班 昭和62年度研究報告書，1988，p10.

21）小川 郁．診断基準改定案．厚生労働省難治性疾患克服研究事業 急性高度難聴に関する調査研究 平成25年度総括・分担研究報告書，2014, pp17-8.

4 診断の流れ（図15）

　唾液腺腫脹が認められる典型例は，難聴出現の時期を確認できれば診断は比較的容易である。難聴出現の時期に関しては，唾液腺腫脹出現4日前より出現後18日以内の発症が多く，ムンプス難聴の診断基準に設けられている[1]。しかし，必ずしも難聴を訴えることができない年齢に好発するため，難聴の発症時期の特定が難しい場合もあり，臨床的にムンプスによる難聴と考えられた症例については参考例として扱う。また，ムンプスには不顕性感染が30〜40％程度を占めるとされ，唾液腺腫脹が認められない例は血清学的検査にてウイルス抗体価測定が必要となる。急性感音難聴症例の5.7〜7.2％に抗ムンプスIgM抗体が陽性となるムンプス不顕性感染例が存在すると報告されている[2-4]。

■ 参考文献

1) 野村恭也，神崎　仁，古賀慶次郎，他．ムンプス難聴．耳鼻臨床 1988；81：41-7.
2) Nomura Y, Harada T, Sakata H, Sugiura A. Sudden deafness and asymptomatic mumps. Acta Otolaryngol Suppl 1988；456：9-11.
3) Okamoto M, Shitara T, Nakayama M, et al. Sudden deafness accompanied by asymptomatic mumps. Acta Otolaryngol Suppl 1994；514：45-8.
4) Fukuda S, Chida E, Kuroda T, et al. An anti-mumps IgM antibody level in the serum of idiopathic sudden sensorineural hearing loss. Auris Nasus Larynx 2001；28（Suppl）：S3-5.

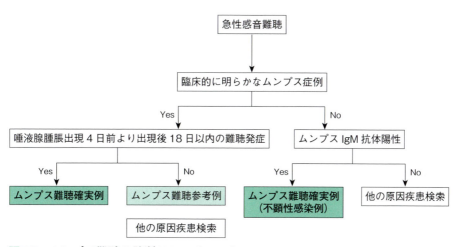

図15　ムンプス難聴の診断フローチャート

88　Ⅲ　各論

CQ 4-1　ムンプス難聴はどのような状態のときに診断されるか？

Answer

1. 唾液腺腫脹など，臨床的に明らかなムンプス症例に発症した急性感音難聴。
2. ムンプスが明らかではない症例で，急性感音難聴発症後から３カ月以内にムンプス IgM 抗体が検出された症例がムンプス難聴確実例と診断される。

●解説

　臨床的に明らかなムンプス症例に難聴を伴った場合，ムンプス難聴の診断は容易であるが，ムンプスは不顕性感染が 30〜40％程度を占めるとされる[1]。不顕性感染例に発症したムンプス難聴の診断にはウイルス抗体価測定が必要となる。

　ムンプスは，耳下腺のびまん性腫脹・疼痛，発熱を主症状とする。報告患者の年齢は 4 歳が最も多く，次いで 5 歳，3 歳の順である[1]。一般に予後は良好であるが，無菌性髄膜炎，精巣炎，卵巣炎などとともに，合併症としてムンプス難聴を生じることがある。その頻度は，ムンプス罹患者 20,000〜30,000 人に 1 人と稀な疾患とされていたが，近年においては 1,000 人に 1 人と従来よりも多く難聴を発症しているとする報告もある[2, 3]。ムンプス難聴の診断には 1987 年の厚生省特定疾患「急性高度難聴調査研究班」によって定められた診断基準が長らく用いられてきたが，ムンプス酵素免疫法（EIA)-IgM 抗体検査法の普及に伴い 2013 年に改定された（表 15)[4]。診断に際しては，必ずしも難聴を訴えることができない年齢に好発し，90％以上が片側性とされるため周囲が難聴の存在に気づかない可能性に留意する必要がある。

■ 文献

1) 国立感染症研究所．流行性耳下腺炎（おたふくかぜ）．病原微生物検出情報 2013；34：219-32.
2) Everberg G. Deafness following mumps. Acta Otolaryngol 1957；48：379-403.
3) Hashimoto H, Fujioka M, Kinumaki H, et al. An office-based prospective study of deafness in mumps. Pediatr Infect Dis J 2009；28：173-5.
4) 小川　郁．診断基準改定案．厚生労働省難治性疾患克服研究事業 急性高度難聴に関する調査研究 平成 25 年度総括・分担研究報告書，2014, pp17-8.

CQ 4-2　ムンプス難聴の診断にウイルス抗体価測定は有用か？

Answer

1. 耳下腺腫脹，発熱といったムンプスに典型的な症状が認められれば，ウイルス抗体価を測定しなくても診断は可能であるが，確認のために抗体価検査を行うことが望ましい。
   エビデンスレベルⅥ　　推奨グレードC1
2. 不顕性感染の場合には，ウイルス抗体価の測定に基づく診断が必要であるため，行うことを推奨する。ただし，偽陽性が認められる点に注意を要する。
   エビデンスレベルⅤ　　推奨グレードB

●解説

　ムンプスウイルスの血清学的検査において，かつては補体結合試験（CF法）が広く用いられていた。近年，酵素抗体法（ELISA法）が普及し，それに伴い，ムンプス難聴の診断基準も2013年に改定された[1]。CF法では，急性期と2～4週後の回復期のペア血清で4倍以上の抗体価上昇で，ELISA法ではIgM抗体が検出された場合に急性期の感染と判断される。急性感音難聴患者の抗ムンプスIgM抗体を測定した過去の報告によると，5.7～7.2%の症例でIgM抗体の上昇が認められ，これらの症例はムンプス不顕性感染による難聴の可能性が高いと考えられる[2-4]。その一方で，持続感染していないにもかかわらず長期間IgM抗体が検出される例や，健常成人においてもIgM抗体が非特異的に検出されることがあり注意を要する[5,6]。

■ 文献

1) 小川　郁. 診断基準改定案. 厚生労働省難治性疾患克服研究事業 急性高度難聴に関する調査研究 平成25年度総括・分担研究報告書，2014, pp17-8.
2) Nomura Y, Harada T, Sakata H, Sugiura A. Sudden deafness and asymptomatic mumps. Acta Otolaryngol Suppl 1988 ; 456 : 9-11.
3) Okamoto M, Shitara T, Nakayama M, et al. Sudden deafness accompanied by asymptomatic mumps. Acta Otolaryngol Suppl 1994 ; 514 : 45-8.
4) Fukuda S, Chida E, Kuroda T, et al. An anti-mumps IgM antibody level in the serum of idiopathic sudden sensorineural hearing loss. Auris Nasus Larynx 2001 ; 28（Suppl）: S3-5.
5) 福田　諭. 非特異的経過を呈したムンプス難聴症例の検討. 厚生労働省難治性疾患克服研究業 急性高度難聴に関する調査研究 平成15年度総括・分担研究報告書1/2冊，2004, pp41-3.
6) 内田真哉，鈴木敏弘，久　育男. 健常者及び急性感音性難聴患者の抗ムンプスIgM抗体陽性率. Audiology Japan 2003 ; 46 : 291-2.

5　治療方針

　治療法としては，突発性難聴に準じてステロイド漸減療法，ビタミンB_{12}製剤，ATP製剤，プロスタグランジン製剤，高気圧酸素療法，循環改善薬，星状神経節ブロック，免疫抑制薬，ガンマグロブリンなどが用いられている[1-7]。しかし，改善率は0～11.1%と有

効性は乏しいとする報告が多く[1-5, 8-10]，ムンプス難聴の治療においてエビデンスレベルの高い報告は認められない。両側性重度難聴を呈した場合では，人工内耳埋め込み術にて聴取能の改善を認めた例が報告されている[3, 11-14]。

■ 参考文献

1) 草野英昭，立木　孝，村井和夫，山崎一春．診断基準からみたムンプス難聴の再検討．Audiology Japan 1996；39：178-83.
2) 神前英明，鈴木幹男，北西　剛，他．ムンプス難聴の検討．耳鼻臨床 1999；92：947-51.
3) 河口幸江，河野　淳，金林秀則，他．ムンプス難聴症例の検討．耳鼻臨床 2003；96：865-9.
4) Kawashima Y, Ihara K, Nakamura M, et al. Epidemiological study of mumps deafness in Japan. Auris Nasus Larynx 2005；32：125-8.
5) 水川知子，水川敦裕，松岡るみ子，他．小児のムンプス難聴の臨床的検討．小児耳 2011；32：364-71.
6) Bitnun S, Rakover Y, Rosen G. Acute bilateral total deafness complicating mumps. J Laryngol Otol 1986；100：943-5.
7) Salvinelli F, Firrisi L, Greco F, et al. Preserved otoacoustic emissions in postparotitis profound unilateral hearing loss：a case report. Ann Otol Rhinol Laryngol 2004；113：887-90.
8) Hydén D, Odkvist LM, Kylén P. Vestibular symptoms in mumps deafness. Acta Otolaryngol Suppl 1979；360：182-3.
9) Yanagita N, Murahashi K. A comparative study of mumps deafness and idiopathic profound sudden deafness. Arch Otorhinolaryngol 1986；243：197-9.
10) 菊地　茂，原田勇彦，山岨達也，八木昌人．ムンプス難聴確実例の検討．耳鼻臨床 1991；84：1041-7.
11) Morita S, Fujiwara K, Fukuda A, et al. The clinical features and prognosis of mumps-associated hearing loss：a retrospective, multi-institutional investigation in Japan. Acta Otolaryngol 2017；137（Suppl 565）：S44-7.
12) Noda T, Kakazu Y, Komune S. Cochlear implants for mumps deafness: two paediatric cases. J Laryngol Otol 2015；129（Suppl 2）：S38-41.
13) 菊田　周，熊川孝三，徳永英吉，山根雅昭．人工内耳埋め込み手術奏効のムンプス聾症例．耳鼻臨床 2004；97：681-4.
14) 我那覇章，鈴木幹男，親泊美香，他．両側ムンプス難聴児に対する人工内耳埋め込み術．耳鼻と臨床 2008；54：235-9.

CQ 4-3　ムンプス難聴に有効な治療法はあるか？

Answer

1. 難聴改善に対するエビデンスレベルの高い治療法はないが，何らかの薬物治療を選択肢の一つとして提案する。
　エビデンスレベルⅥb　　推奨グレードC1
2. 両側例においては人工内耳が有効である例が存在するため，聴力に応じて実施することを強く推奨する。
　エビデンスレベルⅤ　　推奨グレードA

● 解説

　ムンプス難聴の治療においてエビデンスレベルの高い報告は認められない。突発性難聴に準じてステロイド剤を中心とした治療が用いられることが多い。軽症例で改善の報告が

散見されるが，一般的には改善を認めないとする報告が多い。

Vuori らの報告では，ムンプス難聴 13 例の多くが 50 dB 以内の軽症例で，6 例治癒，6 例改善を示し，1 例のみが不変であった[1]。しかし草野らの報告では，ムンプス難聴 68 例 71 耳の全例が重度難聴から聾型を示し，初診時に残存聴力を認めても数日以内に聾に至った例が 9 例 10 耳と進行する症例の存在も示唆されている[2]。その他の報告とあわせても，ムンプス難聴は改善率 0～11.1％と聴覚予後不良な疾患であると考えられている[3-10]。平成 26～28 年度「難治性聴覚障害に関する調査研究班」の全国調査においても，ムンプス難聴の改善率は 3.4％という結果であった[11]。治療法としては突発性難聴に準じて，ステロイド剤の他，ビタミン B_{12}，高気圧酸素療法，循環改善薬，星状神経節ブロック，免疫抑制薬，ガンマグロブリンなどが用いられている[3-11]。薬物治療などで改善が認められなかった両側性重度難聴の場合においては，人工内耳埋め込み術にて聴取能の改善を認めた例が報告されている[7, 11-15]。

■ 文献

1) Vuori M, Lahikainen EA, Peltonen T. Perceptive deafness in connectionwith mumps. A study of 298 servicemen suffering from mumps. Acta Otolaryngol 1962 ; 55 : 231-6.

2) 草野英昭，立木　孝，村井和夫，山崎一春．診断基準からみたムンプス難聴の再検討．Audiology Japan 1996 ; 39 : 178-83.

3) Hydén D, Odkvist LM, Kylén P. Vestibular symptoms in mumps deafness. Acta Otolaryngol Suppl 1979 ; 360 : 182-3.

4) Yanagita N, Murahashi K. A comparative study of mumps deafness and idiopathic profound sudden deafness. Arch Otorhinolaryngol 1986 ; 243 : 197-9.

5) 菊地　茂，原田勇彦，山岨達也，八木昌人．ムンプス難聴確実例の検討．耳鼻臨床 1991 ; 84 : 1041-7.

6) 神前英明，鈴木幹男，北西　剛，他．ムンプス難聴の検討．耳鼻臨床 1999 ; 92 : 947-51.

7) 河口幸江，河野　淳，金林秀則，他．ムンプス難聴症例の検討．耳鼻臨床 2003 ; 96 : 865-9.

8) Kawashima Y, Ihara K, Nakamura M, et al. Epidemiological study of mumps deafness in Japan. Auris Nasus Larynx 2005 ; 32 : 125-8.

9) 水川知子，水川敦裕，松岡るみ子，他．小児のムンプス難聴の臨床的検討．小児耳 2011 ; 32 : 364-71.

10) Bitnun S, Rakover Y, Rosen G. Acute bilateral total deafness complicating mumps. J Laryngol Otol 1986 ; 100 : 943-5.

11) Morita S, Fujiwara K, Fukuda A, et al. The clinical features and prognosis of mumps-associated hearing loss : a retrospective, multi-institutional investigation in Japan. Acta Otolaryngol 2017 ; 137 (Suppl 565) : S44-7.

12) Salvinelli F, Firrisi L, Greco F, et al. Preserved otoacoustic emissions in postparotitis profound unilateral hearing loss : a case report. Ann Otol Rhinol Laryngol 2004 ; 113 : 887-90.

13) 菊田　周，熊川孝三，徳永英吉，山根雅昭．人工内耳埋め込み手術奏効のムンプス聾症例．耳鼻臨床 2004 ; 97 : 681-4.

14) 我那覇　章，鈴木幹男，親泊美香，他．両側ムンプス難聴児に対する人工内耳埋め込み術．耳鼻と臨床 2008 ; 54 : 235-9.

15) Noda T, Kakazu Y, Komune S. Cochlear implants for mumps deafness: two paediatric cases. J Laryngol Otol 2015 ; 129 (Suppl 2) : S38-41.

92 Ⅲ 各論

6 予　後

　聴覚予後に関しては，軽度から中等度感音難聴を呈した症例の一部において，突発性難聴に準じた治療を行い，聴力の改善を認めたとする報告があるものの，一般的には予後不良であり効果的な治療法は確立されていない[1-4]。平成26〜28年度「難治性聴覚障害に関する調査研究班」の実施した疫学調査においても，ステロイド剤治療が行われた症例の96.6%で聴力改善が認められず予後不良であった[5]。

■ 参考文献

1) Cohen BE, Durstenfeld A, Roehm PC. Viral causes of hearing loss: a review for hearing health professionals. Trends Hear 2014 ; 18 : 2331216514541361.
2) Gupta RK, Best J, MacMahon E. Mumps and the UK epidemic 2005. BMJ 2005 ; 330 : 1132-5.
3) Kawashima Y, Ihara K, Nakamura M, et al. Epidemiological study of mumps deafness in Japan. Auris Nasus Larynx 2005 ; 32 : 125-8.
4) Vuori M, Lahikainen EA, Peltonen T. Perceptive deafness in connection with mumps. A study of 298 servicemen suffering from mumps. Acta Otolaryngol 1962 ; 55 : 231-6.
5) Morita S, Fujiwara K, Fukuda A, et al. The clinical features and prognosis of mumps-associated hearing loss : a retrospective, multi-institutional investigation in Japan. Acta Otolaryngol 2017 ; 137 (Suppl 565) : S44-7.

7 予　防

　ムンプス難聴は一般的には予後不良であり効果的な治療法が確立されていない[1, 2]。そのため WHO にて，ワクチン接種による予防対策の重要性が提唱されている[3]。

　現在，わが国において用いられているワクチンは，鳥居株（武田薬品工業），星野 -L32株（北里第一三共ワクチン）の2種類である。いずれもニワトリ胚細胞を用いて製造される弱毒生ワクチンである。世界的には，米国で1967年に開発された Jeryl Lynn 株およびその派生株である RIT4385 が最も広く用いられている。ロシアを含む東欧諸国やインドでは，旧ソ連で開発された Leningrad-3 株およびその改良株である Leningrad-Zagreb 株が用いられている。

　2011年時点で，ムンプス含有ワクチンを国の定期接種に導入している国は世界で120カ国あり，そのほとんどが三種混合 MMR（measles, mumps, rubella）ワクチン接種として2回接種されている（図 16）。わが国においては，1989年から三種混合 MMR ワクチン接種が義務づけられたが，含有するムンプスワクチン（占部株）に起因する接種後の無菌性髄膜炎の発生が社会的問題となったことから，1993年に三種混合 MMR ワクチンの接種は中止された。ワクチン接種率低下に伴いムンプス難聴罹患患者数の増加が懸念され，全国推定受療患者数は，1987年の調査で300人（95% CI：200〜400人），1993年で400人（95% CI：300〜500人），2001年で650人（95% CI：540〜760人）とされている[4]。2017年時点においてもムンプスワクチン接種は任意であるため，接種率は30〜40%

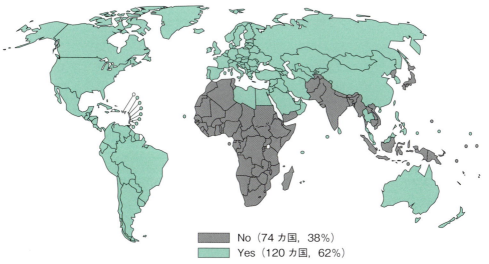

図 16　世界におけるムンプスワクチン接種の状況
(WHO：Countries Using Mumps Vaccine in National Immunization Schedule, 2011)

程度に留まり，今後もムンプスおよびムンプス難聴罹患者数の増加が予測される。

　ワクチンの副反応に関しては，接種後 2 週間前後に軽度の耳下腺腫脹と微熱が数％に認められる。しかし，耳下腺腫脹は多くの場合が一側性であり，両側性でも程度は軽く一過性で消退する。重篤なものとして無菌性髄膜炎を惹起した報告があるものの，発生頻度は 0.03％程度であることから自然感染の 1.24％と比較して少ない[5]。また，他の副反応として脳炎，血小板減少性紫斑病，難聴，精巣炎などの報告もあるが，いずれも自然感染と比較して少ない[6]。

■ 参考文献

1) Vuori M, Lahikainen EA, Peltonen T. Perceptive deafness in connection with mumps. A study of 298 servicemen suffering from mumps. Acta Otolaryngol 1962 ; 55 : 231-6.
2) Morita S, Fujiwara K, Fukuda A, et al. The clinical features and prognosis of mumps-associated hearing loss : a retrospective, multi-institutional investigation in Japan. Acta Otolaryngol 2017 ; 137 (Suppl 565) : S44-7.
3) Galazka AM, Robertson SE, Kraigher A. Mumps and mumps vaccine: a global review. Bull WHO 1999 ; 77 : 3-14.
4) Kawashima Y, Ihara K, Nakamura M, et al. Epidemiological study of mumps deafness in Japan. Auris Nasus Larynx 2005 ; 32 : 125-8.
5) Nagai T, Okafuji T, Miyazaki C, et al. A comparative study of the incidence of aseptic meningitis in symptomatic natural mumps patients and monovalent mumps vaccine recipients in Japan. Vaccine 2007 ; 25 : 2742-7.
6) 国立感染症研究所．ムンプスウイルス病原体検査マニュアル（平成 27 年 1 月版），2015．

94　Ⅲ　各論

CQ 4-4　ムンプス難聴の予防にワクチンは有用か？

Answer
ムンプス難聴に関しては有効な治療法はなく，ワクチンによる予防が唯一の有効な手段であるため，実施することを強く推奨する。
エビデンスレベルⅠ　　推奨グレード A

● 解説

ムンプス難聴に有効な治療法は確立されておらず，また，一般的に聴力予後不良であることから，ワクチンによる予防が唯一の有効な手段となる。

わが国では，1989 年に麻疹・風疹・流行性耳下腺炎のコントロールを目指して三種混合 MMR ワクチン（measles, mumps, rubella；MMR）が定期接種のワクチンとして使用開始となり，それまで 3～5 年ごとに全国的な流行を繰り返していた流行性耳下腺炎の患者数の減少が認められた。しかし，ワクチンの副反応として無菌性髄膜炎が報告され，1993 年 4 月に MMR の接種は中止となった。それ以降，ムンプスワクチンは単味で任意接種のワクチンとなっており，流行性耳下腺炎は MMR 開始前同様に数年ごとの流行を繰り返している。

ムンプス難聴の全国推定受療患者数は，1987 年の調査で 300 人（95％ CI：200～400 人），1993 年で 400 人（95％ CI：300～500 人），2001 年で 650 人（95％ CI：540～760 人）とされている[1]。ワクチンの製造量からムンプスワクチンの接種率は 30～40％程度に留まると推測され[2]，平成 26～28 年度「難治性聴覚障害に関する調査研究班」の全国的な調査においても，ムンプス難聴患者のほとんどがワクチン未接種または接種歴不明という結果であった[3]。

世界的にみると WHO にて，ワクチン接種による予防対策の重要性が提唱されている[4]。WHO の報告によると 2011 年時点で，ムンプス含有ワクチンを国の定期接種に導入している国は世界で 120 カ国あり，そのほとんどが三種混合 MMR ワクチン接種として 2 回接種されている。1 回の定期接種で発症者数が 90％，2 回の定期接種で 99％減少するとされる。2 回接種を行っているフィンランドでは 1996 年に流行性耳下腺炎は消滅している[5]。その有効性からワクチンの定期接種の採用は拡大し，2015 年 12 月時点で 121 カ国にのぼる。日本を除いた先進諸外国においてはワクチンによる予防によりムンプス難聴はほとんど認められず，ムンプスワクチンが任意接種である日本は "surprising" である，と述べられている[6]。

■ 文献

1) Kawashima Y, Ihara K, Nakamura M, et al. Epidemiological study of mumps deafness in Japan. Auris Nasus Larynx 2005；32：125-8.
2) 中山哲夫. 特集 インフルエンザとワクチンをめぐって：そのほかのワクチンの実際―おたふくかぜ.

診断と治療 2009 ; 97 : 2109-13.

3) Morita S, Fujiwara K, Fukuda A, et al. The clinical features and prognosis of mumps-associated hearing loss : a retrospective, multi-institutional investigation in Japan. Acta Otolaryngol 2017 ; 137 (Suppl 565) : S44-7.

4) Galazka AM, Robertson SE, Kraigher A. Mumps and mumps vaccine : a global review. Bull WHO 1999 ; 77 : 3-14.

5) Peltola H, Davidkin I, Paunio M, et al. Mumps and rubella eliminated from Finland. JAMA 2000 ; 284 : 2643-7.

6) Plotkin SA. Commentary : Is Japan deaf to mumps vaccination? Pediatr Infect Dis J 2009 ; 28 : 176.

5 音響外傷

1 疾患概要

　一定レベルを超える大きな音は聴覚障害を来す。これを総称して音響性聴器障害という。音響性聴器障害は，音響負荷の大きさと暴露時間によって，急性音響性聴器障害（広義の音響外傷）と慢性音響性聴器障害に分けられる（表16）。

　急性音響性聴器障害には，おおよそ130 dB(A) 以上の極めて大きな音によって瞬間的に聴覚が障害される狭義の音響外傷と，100〜120 dB(A) 程度の強大音に数分〜数時間暴露された後に難聴を来す急性音響性難聴が含まれる。

　慢性音響性聴器障害は，短時間では耳に明らかな障害を来さない程度の音のレベルに，数年以上（典型的には5〜15年以上）継続して暴露されたときに 4 kHz 付近の高音域から緩徐に難聴が進行するもので，騒音性難聴と同義である。

　欧米の報告では，"acoustic trauma" を急性のみならず慢性音響性聴器障害である騒音性難聴も含む概念として捉えている例[1] がみられるが，急性と慢性の音響性聴器障害では発症の経過が明らかに異なること，および American College of Occupational and Environmental Medicine（ACOEM）の Guidance Statement[2] でも両者を明確に分けていることから，本診療の手引きにおいても音響外傷は急性音響性聴器障害のみを指すものと定義し，かつ狭義には極めて強大な音に暴露され瞬間的に聴覚が障害された場合を指すものと定義する。

1. 主な症状

　主な症状は，強大音暴露直後から認められる難聴，耳鳴，耳閉塞感などの蝸牛症状である。障害には，一過性に回復する部分（一過性閾値上昇, temporary threshold shift；TTS）と，永久に回復しない部分（永久的閾値上昇, permanent threshold shift；PTS）が含まれる。音響外傷の受傷時に爆風などによる鼓膜の圧外傷を伴わなければ，一般に鼓膜所見は正常であり感音難聴を示す。内耳性難聴による補充現象陽性を示す例が多く，診断の一助となる。

表16　音響性聴器障害の分類

分　類	負荷音響レベル	原因となる音	暴露時間
急性音響性聴器障害（広義の音響外傷）			
（狭義の）音響外傷	130 dB(A)〜	銃火器，爆発など	瞬間的
（その他の）急性音響性難聴	100〜120 dB(A)	コンサートなど	数分〜数時間
慢性音響性聴器障害			
職業性騒音性難聴	85 dB(A)〜	職業性騒音	5〜15年以上
非職業性騒音性難聴	不明	音楽など	不明

聴力型について，一部の周波数のみ障害を受ける dip 型から聾型に至るまで，音響外傷ならびに急性音響性難聴では難聴の程度や聴力型は症例によって様々である[3]。一側性，両側性のいずれも認められ，さらに，両側罹患であっても聴力レベルに左右差を認める例も報告されている[3]。

2. 病因

強大音暴露によって生じる難聴の原因は，主として蝸牛外有毛細胞障害と考えられている。極めて大きな音によって瞬間的に聴覚が障害される狭義の音響外傷の場合，過剰な音振動による外有毛細胞を中心とした物理的な障害が原因とされる[4]。したがって，そのような強大音レベルであれば聴取したすべての人が聴器障害を来すものと考えられる。

一方，数分〜数時間暴露された後に難聴を来す急性音響性難聴の場合，蝸牛外有毛細胞障害は過剰な音受容により産生された活性酸素などによる細胞障害が原因で生じるとされ[5]，音響暴露を受けたすべての人が必ずしも難聴を来すわけではないことが知られている。この範囲の強大音に暴露されたとき，聴器障害が生じるか否かを左右する強大音受傷性は，個人によって，また，同一個体でもそのときの様々なコンディションによって大きく異なる。

受傷性に関与する因子として，疲労，ストレス，睡眠不足，アルコール摂取などが挙げられているが，詳細はいまだ明らかではない。いずれにしても，その人のそのときの受傷性を上回る強大音負荷が生じた場合，難聴が生じる。この難聴は内耳性難聴であり，障害部位の中心は外有毛細胞である。

2 疫学

強大音を聴取した後に一過性の耳鳴・耳閉塞感を生じても，その後に自然経過で回復することは稀ではなく，それら症例の多くは受診しない。そのような症例も加えれば，相当数の急性音響性聴器障害症例がいると推測される。しかし，わが国ではこれまで大規模な疫学調査はなく，罹患者頻度は不明である。

世界的には軍隊の疫学調査報告が多く，年間千人あたり 3.4〜4.0 人の急性感音難聴がみられるという報告[1]，あるいは追跡調査期間中に 7.5％の新規の難聴が生じたという報告[6]がある。軍人以外を対象とした疫学研究として，ドイツの調査では大みそかの花火によってドイツ国内で 10 万人あたり 9.9 人の音響外傷が生じると推計されている[7]。職業や余暇活動あるいは音楽の嗜好等によって，罹患者頻度は大きく異なることが推測される。

3 診断基準

1. 日本の診断基準

診断基準は 2015 年に策定され（表 17），この基準に基づき調査研究が実施されている。

98　Ⅲ　各論

表 17　音響外傷 診断基準

確実例

爆発音やコンサートなどにより強大音に暴露された後，速やかに難聴を発症したもの。
聴力型，難聴の程度，片側性あるいは両側性は問わない。

準確実例

上記のうち，感音難聴に加えて，爆発による外傷性鼓膜穿孔など伝音障害を伴うもの。

参考例

上記のうち，圧力変化による外リンパ瘻が否定できないもの。

(厚生労働省「難治性聴覚障害に関する調査研究班」，2015 年)

　重症度分類に関しては，どの平均聴力計算手法を用いるか，dip 型をどのように扱うかなど，これまで重症度に関する取り決めはない。また，初診時の聴力レベルが改善に関連したという報告[8, 9] はあるが，必ずしもコンセンサスは得られていない。研究班では突発性難聴に準じて 5 周波数平均聴力を指標としたが，dip 型の取り扱いは今後の課題である (表 5，p46 参照)。

　また，治療効果判定基準に関しても確立していない。当面は突発性難聴に準ずる。dip型の回復の基準をどのようにするかは今後の課題である (表 6，p46 参照)。

2.　海外のガイドライン

　ドイツ軍における音響外傷のガイドライン[10] では，受傷後 72 時間以内のデキストラン製剤とステロイド剤の点滴治療開始が推奨されている。それ以外には，音響外傷あるいは急性音響性難聴に対するガイドラインは，渉猟した範囲では認められない。

■ 参考文献

1) Medina-Garin DR, Dia A, Bedubourg G, et al. Acute acoustic trauma in the French armed forces during 2007-2014. Noise Health 2016 ; 18 : 297-302.
2) Kirchner DB, Evenson E, Dobie RA, et al. ; ACOEM Task Force on Occupational Hearing Loss. Occupational noise-induced hearing loss : ACOEM Task Force on Occupational Hearing Loss. J Occup Environ Med 2012 ; 54 : 106-8.
3) 立木　孝. 音響による急性聴器障害の臨床. 志多　享，野村恭也編. 音響性聴器障害―基礎と臨床, 東京，金原出版，1993, pp145-54.
4) Roberto M, Zito F. Scar formation following impulse noise-induced mechanical damage to the organ of Corti. J Laryngol Otol 1988 ; 102 : 2-9.
5) Pujol R, Puel JL. Excitotoxity, synaptic repair, and functional recovery in the mammalian cochlea : a review of recent findings. Ann N Y Acad Sci 1999 ; 884 : 249-54.
6) Wells TS, Seelig AD, Ryan MAK, et al. Hearing loss associated with US military combat deployment. Noise Health 2015 ; 17 : 34-42.
7) Plontke SK, Diets K, Pfeffer C, et al. The incidence of acoustic trauma due to New Year's firecrackers. Eur Arch Otorhinolaryngol 2002 ; 259 : 247-52.
8) Harada H, Ichikawa D, Imamura A. Course of hearing recovery according to frequency in patients

with acute acoustic sensorineural hearing loss. Int Tinnitus J 2008 ; 14 : 83-7.
9) Harada H, Shiraishi K, Kato T. Prognosis of acute acoustic trauma : a retrospective study using multiple logistic regression analysis. Auris Nasus Larynx 2001 ; 28 : 117-20.
10) Kersebaum M, Bennett JD. Acute acoustic trauma--its features and management. J R Army Med Corps 1998 ; 144 : 156-8.

4 診断の流れ（図17）

　音響外傷を疑う症例においては，問診での強大音暴露の詳細な聴取，鼓膜所見，聴覚検査，画像検査などを組み合わせて診断を行う必要がある．特に，暴露された音響の種類や状況を問診により明らかにし，狭義の音響外傷と急性音響性難聴を鑑別することは，その後の聴力予後が大きく異なるため重要である．また，強大音の負荷とともに爆風等の圧変化による鼓膜損傷や内耳窓破裂の可能性も考慮し，鼓膜所見や眼振の確認，瘻孔症状の有無の確認などは必須となる．

1. 問　診

　明らかな強大音暴露と音響外傷に矛盾しない症状・所見が揃えば，診断は比較的容易である．難聴，耳鳴，耳閉塞感などの自覚症状が強大音暴露の直後から生じたものか，発症の時間経過を詳細に問診する．それ以前の耳疾患の既往や症状の有無，および今回と同等のレベルの強大音に曝された経験の有無と，そのときの耳症状の程度も問診する．発症より前に健康診断などで聴力検査を受けていた例では，その結果も確認する．暴露強大音のレベルを特定するのは一般に困難であるが，コンサートであれば音楽のジャンル（一般にロック音楽では負荷音のレベルが高く，かつ高いレベルのまま長時間持続する[1]）や，会場内の座席とスピーカーの位置関係も確認する．銃火器類が原因であれば，その種類，利

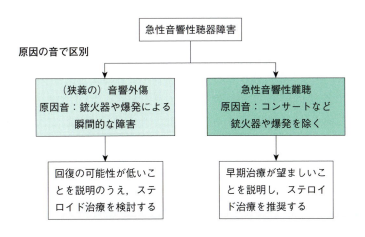

図17　音響外傷の診療フローチャート

き腕と受傷時の姿勢，自分で発射したものか他者による発射音か，発射を予期していたか，防音保護具は何をどのように使用していたか，音響受傷性を高めるといわれている疲労，ストレス，睡眠不足，アルコール摂取があったかを確認する。これらの情報を集積することは，個々の病態を理解し，聴力予後を推測するうえで重要になる。

銃火器や爆発による狭義の音響外傷と，コンサートなどによるその他の急性音響性難聴の比較では，聴力回復に差がみられることが報告されており[2]，当該症例がいずれの範疇に入るものか，病歴をもとに区別して考える。

随伴症状としては，めまいの有無を確認する。一般に音響性聴器障害単独であればめまいは伴わないと考えられる。めまいを伴う症例では，爆発等による類似の受傷機転で外因性の圧外傷が合併し外リンパ瘻を来していないか，鑑別に特に注意が必要である。

既往歴では，習慣的な強大音暴露あるいは長期間の職業性および非職業性の騒音暴露歴，耳疾患あるいはめまい疾患の罹患歴，頭部外傷の既往，結核の治療歴ならびに耳毒性を有する薬剤使用の有無，難聴の家族歴等を聴取する。

2. 身体所見

鼓膜所見の確認は必須である。爆発等では強大音の負荷とともに爆風による鼓膜損傷や内耳窓破裂の可能性も考慮する。めまいの訴えがない場合でも，眼振の確認ならびに瘻孔症状検査を行い，外リンパ瘻を除外する。

3. 機能検査

両側の純音聴力検査を行う。聴力レベルは症例によって異なり，聴力型も水平型，谷型，dip 型，低音障害型，高音漸傾型，高音急墜型，聾型など様々である。通常，気骨導差のない感音難聴を呈する。圧外傷による鼓膜損傷を伴う場合などでは伝音成分が加わり混合性難聴を示すこともある。オクターブオージオグラムが基本であるが，特に無難聴性耳鳴や dip 型の聴力像を示す症例に対してより詳細に評価するためには，3 kHz，6 kHz の聴力も測定されることが望ましい。

SISI あるいは Bekesy 自記オージオメトリーを用いた補充現象検査は，音響性聴器障害として矛盾しない内耳性難聴を判定するために有用である。

受傷原因が事故などに伴うものである場合，自覚的聴力検査の結果は詐聴や誇大難聴（ある程度の難聴があるが，それ以上に悪く聴力を偽ること）である可能性も考えられる。自覚的聴力検査結果に疑義があるときには，他覚的検査として ABR や ASSR も追加する。

4. 画像検査

強大音暴露と症状・所見・経過に矛盾がなければ全例に必要なものではない。ただし，他疾患（外リンパ瘻，聴神経腫瘍など）が否定できないときには，側頭骨 CT あるいは内耳から後頭蓋窩の MRI による精査を行い，他疾患を除外する。

■ 参考文献

1) 佐藤恒正, 岡本 健. いわゆるディスコ難聴. 志多 享, 他編. 音響性聴器障害—基礎と臨床, 東京, 金原出版, 1993, pp154-69.
2) Wada T, Sano H, Nishio SY, et al. Differences between acoustic trauma and other types of acute noise-induced hearing loss in terms of treatment and hearing prognosis. Acta Otolaryngol 2017; 137 (Suppl 565): S48-52.

---

cq 5-1 音響外傷の診断に詳細な病歴聴取は必要か？

Answer 受傷の状況を正確に把握することは, 診断確定および予後推測のために極めて重要であり, 行うことを強く推奨する。
エビデンスレベルⅣa　推奨グレードA

● 解説

　受傷の状況を正確に把握することは, 診断確定および予後推測のために極めて重要であり, 行うことが強く推奨される。爆風など音のみならず圧力変化にも曝された可能性が高いときには, 外リンパ瘻の可能性も考慮する。また, 極めて強大な音により瞬間的に起こった音響外傷か, 数分から数時間の音響暴露の後に生じた急性音響性難聴かを問診で区別することは, 回復の可能性を推測する助けとなる。

---

cq 5-2 音響外傷の診断に, オクターブオージオグラムに加え, 中間周波数の純音聴力検査は必要か？

Answer dip 型難聴を生じる場合があるため, 行うことを推奨する。
エビデンスレベルⅤ　推奨グレードB

● 解説

　難聴の評価のために純音聴力検査を行うことが強く推奨される。また, 様々な聴力型を取り得ること, なかには幅の狭い dip 型難聴を生じる症例や無難聴性耳鳴を訴える症例もあり, 可能であれば通常のオクターブオージオグラムに加えて, 3 kHz および 6 kHz の測定も行うことが推奨される。

■ 文献

1) 志多 享, 吉田みゆき. 騒音性難聴における dip の位置とその成因についての一考察. 日耳鼻 1990; 93: 1823-31.
2) 立木 孝. 音響による急性聴器障害の臨床. 志多 享他編. 音響性聴器障害—基礎と臨床, 東京, 金原出版, 1993, pp145-54.
3) 石丸 正, 作本 真, 長山郁生他. 無難聴を疑った 6000Hz dip 型急性難聴. 耳鼻咽喉科臨床 1994; 87: 1489-94.

5 治療方針

　現在までに，エビデンスの確立した治療法は存在しない。通常，急性感音難聴という観点から，突発性難聴に準じてステロイド剤の投与が国内外を問わず標準的に行われている[1, 2]。ステロイド全身投与に関しては，対象が急性音響性難聴であれば実施することが推奨される。一方，対象が音響外傷であればその効果は限定的であることから，治療の選択肢の一つとして提案することとなる。

　ステロイド鼓室内投与については，全身投与よりも効果が高いという報告[3]もみられるが，単一施設で症例数も限られておりコンセンサスは得られていない。また，投与方法や回数などすべての施設で同様に行われる確立した手技とはいえず，鼓膜穿孔残存や感染などの合併症のリスクも伴うため，利益と不利益は拮抗している状況と考えられる。

　ステロイド剤に併用して血管拡張薬[4]，デキストラン製剤あるいはビタミン製剤[1]，高気圧酸素療法（HBOT）[5]が行われることもあるが，有効性に関するエビデンスは確立していない。

　それ以外の治療法については，HBOT が有効とする報告[6]もあるが，エビデンスは確立していない[7]。その他の治療法についてもすべてエビデンスは乏しく，個々の症例における利益と不利益を勘案し，行うか否かを決定する。

■ 参考文献

1) Harada H, Ichikawa D, Imamura A. Course of hearing recovery according to frequency in patients with acute acoustic sensorineural hearing loss. Int Tinnitus J 2008 ; 14 : 83-7.
2) Psillas G, Pavlidis P, Karvelis I, et al. Potential efficacy of early treatment of acute acoustic trauma with steroids and piracetam after gunshot noise. Eur Arch Otorhinolaryngol 2008 ; 265 : 1465-9.
3) Zhou Y, Zheng G, Zheng H, et al. Primary observation of early transtympanic steroid injection in patients with delayed treatment of noise-induced hearing loss. Audiol Neurootol 2013 ; 18 : 89-94.
4) Markou K, Nikolaou A, Petridis DG, et al. Evaluation of various therapeutic schemes in the treatment of tinnitus due to acute acoustic trauma. Kulak Burun Bogaz Ihtis Derg 2004 ; 12 : 107-14.
5) Salihoğlu M, Ay H, Cincik H, et al. Efficiency of hyperbaric oxygen and steroid therapy in treatment of hearing loss following acoustic trauma. Undersea Hyperb Med 2015 ; 42 : 539-46.
6) Lafère P, Vanhoutte D, Germonprè P. Hyperbaric oxygen therapy for acute noise-induced hearing loss : evaluation of different treatment regimens. Diving Hyperb Med 2010 ; 40 : 63-7.
7) van der Veen EL, van Hulst RA, de Ru JA. Hyperbaric oxygen therapy in acute acoustic trauma : A rapid systematic review. Otolaryngol Head Neck Surg 2014 ; 151 : 42-5.

CQ 5-3 音響外傷にステロイド治療は有用か？

Answer エビデンスはないものの，他に代替となる有効な治療法がないため，治療の選択肢の一つとして提案する。
エビデンスレベルⅡ　　推奨グレードC1

● 解説

RCT は行われておらず，有効性のエビデンスは示されていない。ただし，世界的にも実質的な標準治療として行われており，また早期治療の有効性の報告もあることから，副作用に注意したうえで可及的早期のステロイド投与は推奨される。狭義の音響外傷ではステロイド投与を行っても聴力予後は不良であることが多いが[1]，現時点で代替となる有効性が証明された治療法はなく，また個々の症例の障害程度や回復可能性を正確に予測する方法もないため，やはりステロイド投与は推奨される。

■ 文献

1) Wada T, Sano H, Nishio SY, et al. Differences between acoustic trauma and other types of acute noise-induced hearing loss in terms of treatment and hearing prognosis. Acta Otolaryngol 2017 ; 137（Suppl 565）: S48-52.

6 予　後

狭義の音響外傷では，治療を行っても聴力予後は不良であることが多い。回復の可能性が低いことについて，治療開始前に説明することが望ましい。

急性音響性難聴は，ある程度回復の可能性が期待される[1]。予後に影響する因子はいまだ明らかではないが，早期の治療開始が望ましい[2]。

聴力予後の推測に役立つものとして，早期の治療開始[3-6]，4,000 Hz 聴力レベル[5]，初診時の聴力レベル[2] が聴力改善に関連したという報告があるが，予後を推測する指標は確立されてはいない。ただし，音響外傷と急性音響性難聴の比較では聴力回復に差がある[1] という違いがあるため，問診で得られた原因音の性状をもとに両者を区別し，特に音響外傷症例では聴力回復の期待が高くないことの説明がなされることが望ましい。

■ 参考文献

1) Wada T, Sano H, Nishio SY, et al. Differences between acoustic trauma and other types of acutenoise-induced hearing loss in terms of treatment and hearing prognosis. Acta Otolaryngol 2017 ; 137（Suppl 565）: S48-52.
2) Harada H, Shiraishi K, Kato T. Prognosis of acute acoustic trauma : a retrospective study using multiple logistic regression analysis. Auris Nasus Larynx 2001 ; 28 : 117-20.
3) Harada H, Ichikawa D, Imamura A. Course of hearing recovery according to frequency in patients with acute acoustic sensorineural hearing loss. Int Tinnitus J 2008 ; 14 : 83-7.

4) Psillas G, Pavlidis P, Karvelis I, et al. Potential efficacy of early treatment of acute acoustic trauma with steroids and piracetam after gunshot noise. Eur Arch Otorhinolaryngol 2008 ; 265 : 1465-9.
5) Markou K, Nikolaou A, Petridis DG, et al. Evaluation of various therapeutic schemes in the treatment of tinnitus due to acute acoustic trauma. Kulak Burun Bogaz Ihtis Derg 2004 ; 12 : 107-14.
6) Salihoğlu M, Ay H, Cincik H, et al. Efficiency of hyperbaric oxygen and steroid therapy in treatment of hearing loss following acoustic trauma. Undersea Hyperb Med 2015 ; 42 : 539-46.

7 予 防

　音響性聴器障害においては，銃火器の発射音やコンサートなど，受傷の原因となる強大音に曝されることを予測できる場合が少なくない。一度起こってしまった難聴は一般に回復が不良であり，予防の重要性が特に強調される。

　強大音をできるだけ避けること，もし避けることができないのであれば耳栓やイヤーマフなどの防音保護具を利用して，強大音から耳を保護することに留意する。

Ⅳ　システマティック
　　　レビュー・サマリー

1 突発性難聴

使用したデータベース：PubMed

検索期間：2017年1月以前の文献

採択基準：英語以外の文献は対象から除外し，RCTのシステマティックレビュー，個々のRCTの文献，前向き比較研究，後ろ向き比較研究，ケースコントロール研究などの観察研究の文献を含めた。総説および動物実験や基礎的な知見に関する文献，ケース・シリーズ，ケースレポートは除外した。

採択方法：PubMedにて「Sudden Deafness Hearing loss Therapy」のキーワードで検索。778編に関して英文要旨のレビューを行い，上記採択基準に合致する158編を採用した。なお，突発性難聴に関しては，抽出された文献数が多いため，以下の表ではエビデンスレベルごとにまとめ発表年順に掲載した。

筆頭著者	論文タイトル	抄 録
Bennett MH	Hyperbaric oxygen for idiopathic sudden sensorineural hearing loss and tinnitus. Cochrane Database Syst Rev 2005；(1)：CD004739.	エビデンスレベルⅠ HBOTの有効性に関するメタアナリシス。5編（合計354例）の分析結果より，発症早期に実施したHBOTは有意に聴力予後を改善するものの，臨床的意義に関しては不明確であるとした。また，聴力固定後および耳鳴に対するHBOTの有効性のエビデンスはない。
Bennett M	Hyperbaric oxygen therapy for idiopathic sudden sensorineural hearing loss and tinnitus：a systematic review of randomized controlled trials. J Laryngol Otol 2005；119：791-8.	エビデンスレベルⅠ HBOTの有効性に関するメタアナリシス。6編（合計304例）の分析結果より，HBOTは有意に聴力予後を改善するものの，臨床的意義に関しては不明確であるとした。
Wei BP	Steroids for idiopathic sudden sensorineural hearing loss. Cochrane Database Syst Rev 2006；(1)：CD003998.	エビデンスレベルⅠ ステロイド全身投与の有効性を対照群と比較したシステマティックレビュー。2編のみが，RCTであった。2編のうち1編は同等，1編はステロイドが有効という報告であり，結論が一致しないため効果は不明確なままであった。
Conlin AE	Treatment of sudden sensorineural hearing loss：II. A meta-analysis. Arch Otolaryngol Head Neck Surg 2007；133：582-6.	エビデンスレベルⅠ 突発性難聴に対する治療法に関するシステマティックレビュー。ステロイド全身投与も抗ウイルス薬もRCT論文のメタアナリシスでは有効性を支持する結果は得られなかった。また，全身ステロイドと他の治療法との間にも有意差はみられなかった。
Conlin AE	Treatment of sudden sensorineural hearing loss：I. A systematic review. Arch Otolaryngol Head Neck Surg 2007；133：573-81.	エビデンスレベルⅠ 突発性難聴に対する治療法に関するシステマティックレビュー。ステロイド全身投与，鼓室内投与，バトロキソビン，マグネシウム，ビタミンE，およびHBOCは有意に良好であった。抗ウイルス薬はステロイド単独と同等であった。また，全身ステロイドの有効性を支持するRCTは1編のみであった。

筆頭著者	論文タイトル	抄 録
Bennett MH	Hyperbaric oxygen for idiopathic sudden sensorineural hearing loss and tinnitus. Cochrane Database Syst Rev 2007；(1)：CD004739.	エビデンスレベルⅠ HBOT の有効性に関するメタアナリシス。6編（合計308例）の分析結果より，発症早期に実施した HBOT は有意に聴力予後を改善するものの，臨床的意義に関しては不明確であるとした。また，聴力固定後および耳鳴に対するHBOT は推奨しないとした。
Zhuo XL	Is the application of prostaglandin E1 effective for the treatment of sudden hearing loss? An evidence-based meta-analysis. J Int Med Res 2008；36：467-70.	エビデンスレベルⅠ PGE_1 の有効性に関するメタアナリシス。13の RCT の定量的分析を行った結果，PGE_1 群で有意に聴力改善が認められた。
Seggas I	Intratympanic steroid therapy for sudden hearing loss：a review of the literature. Otol Neurotol 2011；32：29-35.	エビデンスレベルⅠ ステロイド鼓室内投与（初期治療，全身＋鼓室内投与，サルベージ）に関する文献レビュー。全身ステロイド投与が困難な症例の初期治療およびサルベージ治療に関しては有効性を認めた。初期治療での上乗せ効果に関しては不明確であった。
Spear SA	Intratympanic steroids for sudden sensorineural hearing loss：a systematic review. Otolaryngol Head Neck Surg 2011；145：534-43.	エビデンスレベル Ⅰ ステロイド鼓室内投与（初期治療，サルベージ）に関するシステマティックレビュー。抽出された32編のうち6編は RCT，2編は偽薬を用いた RCT であった。初期治療での鼓室内投与は全身投与と同等の効果であった。サルベージでは聴力の有意な改善を認めるものの，その臨床的有用性は不明。
Awad Z	Antivirals for idiopathic sudden sensorineural hearing loss. Cochrane Database Syst Rev 2012；(8)：CD006987.	エビデンスレベルⅠ 抗ウイルス薬に関するシステマティックレビュー。4編はRCT であった。メタアナリシスは実施できなかったものの，いずれの試験でも抗ウイルス薬の有効性は示されなかった。
Vlastarakos PV	Are intra-tympanically administered steroids effective in patients with sudden deafness? Implications for current clinical practice. Eur Arch Otorhinolaryngol 2012；269：363-80.	エビデンスレベルⅠ ステロイド鼓室内投与（初期治療，全身＋鼓室内投与，サルベージ）に関する文献レビュー。43編を抽出。初期治療およびサルベージ治療に関しては有効性を認め推奨となっている。初期治療での上乗せ効果に関しては不明確であった。
Garavello W	Intratympanic steroid treatment for sudden deafness：a meta-analysis of randomized controlled trials. Otol Neurotol 2012；33：724-9.	エビデンスレベルⅠ ステロイド鼓室内投与（初期治療，サルベージ）に関するメタアナリシス。11編の RCT を分析（鼓室内投与472例，全身投与453例）。初期治療での鼓室内投与は全身投与と同等の効果であった。サルベージでは聴力の有意な改善を認めた。
Bennett MH	Hyperbaric oxygen for idiopathic sudden sensorineural hearing loss and tinnitus. Cochrane Database Syst Rev 2012；10：CD004739.	エビデンスレベル Ⅰ HBOT の有効性に関するメタアナリシス。7編（合計392例）の分析結果より，発症早期に実施した HBOT は有意に聴力予後を改善するものの，臨床的意義に関しては不明確であるとした。また，聴力固定後および耳鳴に対するHBOT は推奨しないとした。

筆頭著者	論文タイトル	抄　録
Wei BP	Steroids for idiopathic sudden sensori-neural hearing loss. Cochrane Database Syst Rev 2013 ; (7) : CD003998.	**エビデンスレベルⅠ** ステロイド全身投与の有効性を対照群と比較したシステマティックレビュー。2編のみが，RCT であった。2編のうち1編は同等，1編はステロイドが有効という報告であり，結論が一致しないため効果は不明確なままであった。
Su CX	Chinese herbal medicine for idiopathic sudden sensorineural hearing loss : a systematic review of randomised clini-cal trials. Clin Otolaryngol 2013 ; 38 : 455-73.	**エビデンスレベル　Ⅰ** 突発性難聴に対する漢方薬の有効性に関して検討したシステマティックレビュー。5種類の漢方薬を用いた41のRCT（合計 3,560 例）が抽出された（いずれも標準治療に対する上乗せ効果の検証）。盲検試験がほとんどないなどバイアスの可能性が高く，有効性を評価することは困難であり，臨床で利用する際のエビデンスにはならない。
Blasco MA	Cochlear implantation in unilateral sudden deafness improves tinnitus and speech　comprehension : me-ta-analysis and systematic review. Otol Neurotol 2014 ; 35 : 1426-32.	**エビデンスレベルⅠ** 突発性難聴による片側難聴に対する人工内耳の有効性に関するメタアナリシス（9編36例）。解析の結果，耳鳴，騒音下語音聴取，語音弁別 50％ となる閾値は有意に改善を認めた。
Ng JH	Intratympanic steroids as a salvage treatment for sudden sensorineural hearing loss? A meta-analysis. Eur Arch Otorhinolaryngol 2015 ; 272 : 2777-82.	**エビデンスレベルⅠ** ステロイド鼓室内投与（サルベージ）に関するメタアナリシス。5編の RCT を分析。サルベージでの鼓室内投与は有意に聴力を改善した。また鼓室内投与薬剤としては，デキサメタゾンのほうがメチルプレドニゾロンよりも有意に聴力を改善した。
Zhang XC	Acupuncture therapy for sudden sen-sorineural hearing loss : a systematic review and meta-analysis of random-ized controlled trials. PLoS One 2015 ; 10 : e0125240.	**エビデンスレベルⅠ** 突発性難聴に対する鍼治療の有効性に関するメタアナリシス。標準治療 vs 標準治療＋鍼治療の比較では併用群のほうが予後良好であった。しかしながら，抽出された研究の多くは，患者数が少なくバイアスが多い検討が多かったため，効果を証明するためにはより大規模な RCT が必要である。
Li H	Intratympanic steroid therapy as a salvage treatment for sudden sensori-neural hearing loss after failure of conventional therapy : a meta-analysis of randomized, controlled trials. Clin Ther 2015 ; 37 : 178-87.	**エビデンスレベルⅠ** ステロイド鼓室内投与（サルベージ）に関するメタアナリシス。ステロイド全身投与無効例に対するサルベージ治療を行った5つの RCT を分析（鼓室内投与群 102 例，対照群 101 例）。サルベージでの鼓室内投与は有意に聴力を改善した。
Lawrence R	Controversies in the management of sudden sensorineural hearing loss : an evidence-based review. Clin Otolaryngol 2015 ; 40 : 176-82.	**エビデンスレベルⅠ** 突発性難聴に対する治療法に関するシステマティックレビュー。診断のための検査（聴力検査，MRI，問診），経口ステロイドは治療に対して有用性あり。ステロイド鼓室内投与は，経口ステロイドに追加もしくは最初から治療効果が期待できる。HBOT はコストと限定的な効果から強く推奨できる証明が得られない。抗ウイルス薬はエビデンスなし。

筆頭著者	論文タイトル	抄　録
Crane RA	Steroids for treatment of sudden sensorineural hearing loss : a meta-analysis of randomized controlled trialshearing loss. Laryngoscope 2015 ; 125 : 209-17.	エビデンスレベルI ステロイド治療（全身，鼓室内投与）に関するメタアナリシス。3編（181例）においてステロイド vs 偽薬でステロイド利用がやや有効，6編（702例）において全身ステロイド vs 鼓室内投与は同等，6編（702例対象）においてサルベージ治療としての鼓室内投与は有意に予後良好という結果であった。
Kubo T	Efficacy of defibrinogenation and steroid therapies on sudden deafness. Arch Otolaryngol Head Neck Surg 1988 ; 114 : 649-52.	エビデンスレベルII バトロキソビンの有用性に関する RCT（バトロキソビン群82例，ステロイド群81例）。5周波数平均聴力が30 dB 以上改善した症例の割合はバトロキソビン群のほうが有意に多かった。
Nakashima T	Evaluation of prostaglandin E1 therapy for sudden deafness. Laryngoscope 1989 ; 99 : 542-6.	エビデンスレベルII PGE_1 の有効性に関する RCT（PGE_1 群51例，対照群193例）。PGE_1 の有無で聴力改善に差異を認めなかった。
Kronenberg J	Vasoactive therapy versus placebo in the treatment of sudden hearing loss : a double-blind clinical study. Laryngoscope 1992 ; 102 : 65-8.	エビデンスレベルII 初期治療としての静脈性プロカイン＋低分子量デキストランの有効性に関する RCT（27例）。静脈性プロカイン＋低分子量デキストラン群と偽薬群の間に有意差は認められなかった。
Stokroos RJ	Antiviral treatment of idiopathic sudden sensorineural hearing loss : a prospective, randomized, double-blind clinical trial. Acta Otolaryngol 1998 ; 118 : 488-95.	エビデンスレベルII 抗ウイルス薬の有効性に関する RCT（44例）。抗ウイルス薬の有無で聴力改善に差異を認めなかった。
Suckfüll M	Clinical utility of LDL-apheresis in the treatment of sudden hearing loss : a prospective, randomized study. Acta Otolaryngol 1999 ; 119 : 763-6.	エビデンスレベルII LDL 除去療法と標準治療の RCT（27例）。LDL 除去療法群のほうが標準治療群よりも聴力改善が認められた。
Cinamon U	Steroids, carbogen or placebo for sudden hearing loss : a prospective double-blind study. Eur Arch Otorhinolaryngol 2001 ; 258 : 477-80.	エビデンスレベルII ステロイド剤およびカルボゲン（5% CO_2 および95% O_2）吸入療法の有効性に関する RCT（41例）。ステロイド剤，カルボゲン吸入療法，未治療群間で聴力改善に差異を認めなかった。
Reisser CH	Ginkgo biloba extract EGb 761 or pentoxifylline for the treatment of sudden deafness : a randomized, reference-controlled, double-blind study. Acta Otolaryngol 2001 ; 121 : 579-84.	エビデンスレベルII 初期治療としてのイチョウ葉エキス EGb761 の有効性に関する RCT（72例）。EGb761 群とペントキシフィリン（日本では承認取り消し）群の比較では，EGb761 群で有意に聴力改善が認められた。
Fattori B	Sudden hypoacusis treated with hyperbaric oxygen therapy : a controlled study. Ear Nose Throat J 2001 ; 80 : 655-60.	エビデンスレベルII フィブリノーゲン /LDL 除去療法の有効性に関する RCT（201例）。フィブリノーゲン /LDL 除去療法のほうがわずかに良好だが，標準治療（ステロイド剤）との間に有意差は認められなかった。

筆頭著者	論文タイトル	抄　録
Burschka MA	Effect of treatment with Ginkgo biloba extract EGb 761 (oral) on unilateral idiopathic sudden hearing loss in a prospective randomized double-blind study of 106 outpatients. Eur Arch Otorhinolaryngol 2001 ; 258 : 213-9.	エビデンスレベルⅡ 初期治療としてのイチョウ葉エキス EGb761 の有効性に関する RCT（96 例）。高濃度群と低濃度群の比較では，高濃度群で有意に聴力改善が認められた。
Suckfull M	Fibrinogen and LDL apheresis in treatment of sudden hearing loss : a randomised multicentre trial. Lancet 2002 ; 360 : 1811-7.	エビデンスレベルⅡ フィブリノーゲン /LDL 除去療法の有効性に関する RCT（201 例）。フィブリノーゲン /LDL 除去療法のほうがわずかに良好だが，標準治療（ステロイド剤）との間に有意差は認められなかった。
Ogawa K	Effect of prostaglandin E1 on idiopathic sudden sensorineural hearing loss : a double-blinded clinical study. Otol Neurotol 2002 ; 23 : 665-8.	エビデンスレベルⅡ PGE_1 の有効性に関する RCT（57 例）。PGE_1 の有無で聴力改善に差異を認めなかったが，高音域の聴力改善に関しては PGE_1 群のほうが有意に良好であった。
Tucci DL	Treatment of sudden sensorineural hearing loss with systemic steroids and valacyclovir. Otol Neurotol 2002 ; 23 : 301-8.	エビデンスレベルⅡ 抗ウイルス薬の有効性に関する RCT（84 例）。抗ウイルス薬の有無で聴力改善に差異を認めなかった。
Gordin A	Magnesium : a new therapy for idiopathic sudden sensorineural hearing loss. Otol Neurotol 2002 ; 23 : 447-51.	エビデンスレベルⅡ カルボゲン（5% CO_2 および 95% O_2）吸入療法に対するマグネシウムの上乗せ効果を評価した RCT（133 例）。カルボゲン吸入単独と比較し，マグネシウム併用群のほうが有意に聴力改善を認めた。
Westerlaken BO	Treatment of idiopathic sudden sensorineural hearing loss with antiviral therapy : a prospective, randomized, double-blind clinical trial. Ann Otol Rhinol Laryngol 2003 ; 112 : 993-1000.	エビデンスレベルⅡ 抗ウイルス薬の有効性に関する RCT（91 例）。抗ウイルス薬の有無で聴力改善に差異を認めなかった。
Joachims HZ	Antioxidants in treatment of idiopathic sudden hearing loss. Otol Neurotol 2003 ; 24 : 572-5.	エビデンスレベルⅡ ビタミン E の上乗せ効果に関する RCT（ステロイド＋ビタミン E 群 66 例，対照群 15 例）。ビタミン E 併用群のほうが聴力改善した例の割合が有意に高かった。
Uri N	Acyclovir in the treatment of idiopathic sudden sensorineural hearing loss. Otolaryngol Head Neck Surg 2003 ; 128 : 544-9.	エビデンスレベルⅡ 抗ウイルス薬の有効性に関する RCT（60 例）。抗ウイルス薬の有無で聴力改善に差異を認めなかった。
Topuz E	Should hyperbaric oxygen be added to treatment in idiopathic sudden sensorineural hearing loss? Eur Arch Otorhinolaryngol 2004 ; 261 : 393-6.	エビデンスレベルⅡ 高気圧酸素療法（HBOT）の上乗せ効果に関する RCT（ステロイド＋HBOT 群 30 例，対照群 21 例）。HBOT の併用により有意に聴力改善を認めた。また，重度難聴群，50 歳未満の群で HBOT の併用がより有効であった。
Ho HG	Effectiveness of intratympanic dexamethasone injection in sudden-deafness patients as salvage treatment. Laryngoscope 2004 ; 114 : 1184-9.	エビデンスレベルⅡ ステロイド鼓室内投与（サルベージ）に関する RCT（鼓室内投与群 15 例，対照群 14 例）。鼓室内投与群が有意に聴力予後良好であり，サルベージでの鼓室内投与は有意に聴力を改善する。

筆頭著者	論文タイトル	抄 録
Mora R	Sodium enoxaparin and venovenous hemofiltration in treating sudden sensorineural hearing loss and tinnitus. Int Tinnitus J 2006 ; 12 : 83-6.	エビデンスレベルⅡ エノキサパリンナトリウム（凝固阻止薬）の有効性に関するRCT（20例）。初日に血液ろ過を行い，聴力改善を認めた例は除外している。エノキサパリンナトリウム群と標準治療群ではエノキサパリンナトリウム群のほうが有意に改善が認められた。
Ahn JH	Lipo-prostaglandin E1 in combination with steroid therapy is effective for treatment of sudden sensorineural hearing loss in Korean patients with Type 2 diabetes. Diabet Med 2006 ; 23 : 1339-43.	エビデンスレベルⅡ PGE_1 の上乗せ効果に関するRCT（270例）。糖尿病合併例で比較した場合には，PGE_1 併用群で有意に聴力改善が認められたが，糖尿病合併のない例では有意差を認めなかった。
Xenellis J	Intratympanic steroid treatment in idiopathic sudden sensorineural hearing loss : a control study. Otolaryngol Head Neck Surg 2006 ; 134 : 940-5.	エビデンスレベルⅡ ステロイド鼓室内投与（サルベージ）に関するRCT（鼓室内投与群19例）。鼓室内投与群が有意に聴力予後良好であり，サルベージでの鼓室内投与は有意に聴力を改善する。
Westerlaken BO	The treatment of idiopathic sudden sensorineural hearing loss using pulse therapy : a prospective, randomized, double-blind clinical trial. Laryngoscope 2007 ; 117 : 684-90.	エビデンスレベルⅡ ステロイドパルス療法と経口ステロイドの比較試験。デキサメタゾンによるパルス療法は，標準用量のプレドニゾンと同等であり差を認めなかった。
Klemm E	Hemodilution therapy with hydroxyethyl starch solution (130/0.4) in unilateral idiopathic sudden sensorineural hearing loss : a dose-finding, double-blind, placebo-controlled, international multicenter trial with 210 patients. Otol Neurotol 2007 ; 28 : 157-70.	エビデンスレベルⅡ ヒドロキシエチルスターチ（HES）の有効性に関するRCT（210例）。全体では，HES群と偽薬群の間に有意差を認めなかった。詳細にみると，高血圧群あるいは治療開始の遅れた症例ではHES群のほうが良好であった。
Battaglia A	Combination therapy (intratympanic dexamethasone+high-dose prednisone taper) for the treatment of idiopathic sudden sensorineural hearing loss. Otol Neurotol. 2008 ; 29 : 453-60.	エビデンスレベルⅡ ステロイド鼓室内投与の上乗せ効果に関するRCT（51例）。併用群は全身投与単独群と比較して聴力改善した例の割合が有意に高く，良好な聴力回復が得られた。
Ahn JH	Can intratympanic dexamethasone added to systemic steroids improve hearing outcome in patients with sudden deafness? Laryngoscope 2008 ; 118 : 279-82.	エビデンスレベルⅡ ステロイド鼓室内投与の上乗せ効果に関するRCT（120例）。純音聴力検査では，併用群と全身投与単独群の間に有意差は認められなかったが，250 Hzの閾値では併用群で良好な聴力回復が得られた。
Mösges R	Rheopheresis for idiopathic sudden hearing loss : results from a large prospective, multicenter, randomized, controlled clinical trial. Eur Arch Otorhinolaryngol. 2009 ; 266 : 943-53.	エビデンスレベルⅡ レオフェレシス治療（除去療法の一種）の有効性に関するRCT（193例）。レオフェレシス治療群とステロイド治療群の間に有意差を認めなかった。

筆頭著者	論文タイトル	抄　録
Plontke SK	Randomized, double blind, placebo controlled trial on the safety and efficacy of continuous intratympanic dexamethasone delivered via a round window catheter for severe to profound sudden idiopathic sensorineural hearing loss after failure of systemic therapy. Laryngoscope 2009 ; 119 : 359-69.	**エビデンスレベルⅡ** ステロイド鼓室内投与（サルベージ）に関するランダム化クロスオーバー試験（鼓室内投与群19例）。鼓室内投与群のほうが予後良好な傾向にあるが有意差は認めなかった。
Ragab A	Randomised, double-blinded, placebo-controlled, clinical trial of ozone therapy as treatment of sudden sensorineural hearing loss. J Laryngol Otol 2009 ; 123 : 820.	**エビデンスレベルⅡ** オゾン治療の有効性に関するRCT（45例）。症例から採血しオゾン曝露後に静注で戻す治療。オゾン治療群のほうが偽薬群と比較して聴力予後が良好であった。
Hong SM	Hearing outcomes of daily intratympanic dexamethasone alone as a primary treatment modality for ISSHL. Otolaryngol Head Neck Surg 2009 ; 141 : 579-83.	**エビデンスレベルⅡ** ステロイド鼓室内投与（初期治療）に関するRCT（鼓室内投与群32例，経口ステロイド群31例）。純音聴力閾値の比較では，鼓室内投与群と経口ステロイド群の間に差を認めなかった。詳細にみると，高音域の聴力改善に関しては鼓室内投与群のほうが良好であった。
She W	Hearing evaluation of intratympanic methylprednisolone perfusion for refractory sudden sensorineural hearing loss. Otolaryngol Head Neck Surg 2010 ; 142 : 266-71.	**エビデンスレベルⅡ** ステロイド鼓室内投与（サルベージ）に関するRCT（メチルプレドニゾロンの鼓室内投与群26例，ステロイド以外の通常療法23例）。鼓室内投与群のほうが予後良好であり，特に低音域の聴力改善が良好であった。
Bianchin G	Treatment with HELP-apheresis in patients suffering from sudden sensorineural hearing loss : a prospective, randomized, controlled study. Laryngoscope 2010 ; 120 : 800-7.	**エビデンスレベルⅡ** 除去療法の上乗せ効果に関するRCT（132例）。除去療法併用群とステロイド治療群の比較では，除去療法併用群のほうが聴力予後が良好であった。
Kara E	Modified intratympanic treatment for idiopathic sudden sensorineural hearing loss. Eur Arch Otorhinolaryngol 2010 ; 267 : 701-7.	**エビデンスレベルⅡ** ステロイド鼓室内投与（初期治療）に関するRCT（鼓室内投与群29例，経口ステロイド群31例）。鼓室内投与群のほうが経口ステロイド群と比較し予後良好であった。
Arslan N	Combined intratympanic and systemic use of steroids for idiopathic sudden sensorineural hearing loss. Otol Neurotol 2011 ; 32 : 393-7.	**エビデンスレベルⅡ** ステロイド鼓室内投与の上乗せ効果に関するRCT。併用群は経口投与単独群よりも有意に良好な聴力回復が得られた。
Park MK	Simultaneous versus subsequent intratympanic dexamethasone for idiopathic sudden sensorineural hearing loss. Otolaryngol Head Neck Surg 2011 ; 145 : 1016-21.	**エビデンスレベルⅡ** ステロイド全身＋鼓室内投与群と，ステロイド鼓室内投与を全身投与後に実施した群のRCT。全身投与と同時に鼓室内投与を行った群と，全身投与後に鼓室内投与を行った群の間に有意差は認めなかったため，鼓室内投与はサルベージとして実施することを推奨。

筆頭著者	論文タイトル	抄 録
Wu HP	Intratympanic steroid injections as a salvage treatment for sudden sensorineural hearing loss : a randomized, double-blind, placebo-controlled study. Otol Neurotol 2011 ; 32 : 774-9.	エビデンスレベルⅡ ステロイド鼓室内投与（サルベージ）に関するRCT（55例）。鼓室内投与群のほうが有意に予後良好であった。
Lee JB	The efficiency of intratympanic dexamethasone injection as a sequential treatment after initial systemic steroid therapy for sudden sensorineural hearing loss. Eur Arch Otorhinolaryngol 2011 ; 268 : 833-9.	エビデンスレベルⅡ ステロイド鼓室内投与（サルベージ）に関するRCT（ITD群21例，未治療群25例）。鼓室内投与群のほうが有意に聴力予後良好であった。
Yang CH	Zinc in the treatment of idiopathic sudden sensorineural hearing loss. Laryngoscope 2011 ; 121 : 617-21.	エビデンスレベルⅡ グルコン酸亜鉛の上乗せ効果に関するRCT（亜鉛併用群33例，ステロイド単独群33例）。亜鉛併用群はステロイド単独群よりも有意に良好な聴力回復が認められた。
Rauch SD	Oral vs intratympanic corticosteroid therapy for idiopathic sudden sensorineural hearing loss : a randomized trial. JAMA 2011 ; 305 : 2071-9.	エビデンスレベルⅡ ステロイド鼓室内投与（初期治療）に関するRCT（250例）。初期治療としてのメチルプレドニゾロンの鼓室内投与は経口ステロイドの聴力予後と同等であった。
Dispenza F	Treatment of sudden sensorineural hearing loss with transtympanic injection of steroids as single therapy : a randomized clinical study. Eur Arch Otorhinolaryngol 2011 ; 268 : 1273-8.	エビデンスレベルⅡ ステロイド鼓室内投与（初期治療）に関するRCT（鼓室内投与群25例，経口ステロイド群21例）。初期治療としてのステロイド鼓室内投与の聴力改善は経口ステロイドよりも良好な傾向にあるものの有意差は認めなかった。
Li P	Intratympanic methylprednisolone improves hearing function in refractory sudden sensorineural hearing loss : a control study. Audiol Neurootol 2011 ; 16 : 198-202.	エビデンスレベルⅡ ステロイド鼓室内投与（サルベージ），ステロイド点耳，未治療のRCT（65例）。鼓室内投与群がステロイド点耳群，未治療群よりも有意に予後良好であった。
Zhou Y	Early transtympanic steroid injection in patients with 'poor prognosis' idiopathic sensorineural sudden hearing loss. ORL J Otorhinolaryngol Relat Spec 2011 ; 73 : 31-7.	エビデンスレベルⅡ 予後不良が予測される症例に対するステロイド鼓室内投与（サルベージ）の有効性に関するRCT（76例）。初期治療に引き続きメチルプレドニゾロンの鼓室内投与を行うことで，未治療群よりも有意に聴力予後を改善可能であった。
Nosrati-Zarenoe R	Corticosteroid treatment of idiopathic sudden sensorineural hearing loss : randomized triple-blind placebo-controlled trial. Otol Neurotol 2012 ; 33 : 523-31.	エビデンスレベルⅡ ステロイド剤の全身投与の有効性に関するRCT（プレドニゾロン群47例，偽薬群46例）。ステロイド剤投与群と未治療群間で聴力改善に差異を認めなかった。

筆頭著者	論文タイトル	抄　録
Filipo R	Hyperbaric oxygen therapy with short duration intratympanic steroid therapy for sudden hearing loss. Acta Otolaryngol 2012 ; 132 : 475-81.	**エビデンスレベルⅡ** ベース治療として HBOT を行い，経口ステロイドとステロイド鼓室内投与（プレドニゾロン）の上乗せ効果の比較を行った RCT。鼓室内投与＋HBOT 群のほうが，経口ステロイド＋HBOT 群よりも改善率は高いものの有意差は認めなかった。
Khorsandi Ashtiani MT	The effect of intratympanic dexamethasone with oral prednisolone as a primary treatment in idiopathic sudden sensorineural hearing loss. Iran J Otorhinolaryngol 2012 ; 24 : 19-22.	**エビデンスレベルⅡ** ステロイド鼓室内投与の上乗せ効果（初期治療）に関する RCT（63 例）。鼓室内投与＋経口ステロイド群，鼓室内投与後に経口ステロイド群，経口ステロイド単独群の 3 群の比較。いずれの群でも改善を認めたが，鼓室内投与＋経口ステロイド群が最も良好な聴力回復が得られた。
Cvorovic L	Randomized prospective trial of hyperbaric oxygen therapy and intratympanic steroid injection as salvage treatment of sudden sensorineural hearing loss. Otol Neurotol 2013 ; 34 : 1021-6.	**エビデンスレベルⅡ** ステロイド鼓室内投与（サルベージ），HBOT（サルベージ）の RCT（50 例）。鼓室内投与群も HBOT 群も治療前より有意に聴力改善が認められ，サルベージ治療として有用であった。
Lim HJ	Efficacy of 3 different steroid treatments for sudden sensorineural hearing loss : a prospective, randomized trial. Otolaryngol Head Neck Surg 2013 ; 148 : 121-7.	**エビデンスレベルⅡ** 初期治療としての，経口ステロイド，ステロイド鼓室内投与，経口ステロイド＋鼓室内投与の有効性に関する RCT（60 例）。経口ステロイド群，鼓室内投与群，併用群のいずれも聴力改善に有意差は認めなかった。
Filipo R	Intratympanic steroid therapy in moderate sudden hearing loss : a randomized, triple-blind, placebo-controlled trial. Laryngoscope 2013 ; 123 : 774-8.	**エビデンスレベルⅡ** ステロイド鼓室内投与（初期治療）に関する RCT（メチルプレドニゾロン鼓室内投与群 25 例，偽薬群 25 例）。7 日目に聴力測定し，難聴のある例は経口ステロイドを実施。7 日目に測定した聴力検査では，初期治療としてのメチルプレドニゾロンの鼓室内投与は偽薬よりも有意に聴力改善が認められた。
Gundogan O	Therapeutic efficacy of the combination of intratympanic methylprednisolone and oral steroid for idiopathic sudden deafness. Otolaryngol Head Neck Surg 2013 ; 149 : 753-8.	**エビデンスレベルⅡ** ステロイド鼓室内投与の上乗せ効果に関する RCT（併用群 37 例，経口ステロイド単独群 36 例）。併用群において単独群よりも有意に良好な聴力回復が認められた。
Kang HS	Effect of high dose intravenous vitamin C on idiopathic sudden sensorineural hearing loss : a prospective single-blind randomized controlled trial. Eur Arch Otorhinolaryngol 2013 ; 270 : 2631-6.	**エビデンスレベルⅡ** 高濃度ビタミン C の上乗せ効果に関する RCT（ビタミン C 併用群 36 例，ステロイド単独群 36 例）。ビタミン C 併用群はステロイド単独群よりも有意に良好な聴力回復が認められた。
Nakagawa T	A randomized controlled clinical trial of topical insulin-like growth factor-1 therapy for sudden deafness refractory to systemic corticosteroid treatment. BMC Med 2014 ; 12 : 219.	**エビデンスレベルⅡ** サルベージ治療としてのインスリン様成長因子 IGF_1 とステロイド鼓室内投与の RCT（IGF_1 群 62 例，ステロイド鼓室投与群 58 例）。IGF_1 群のほうがステロイド鼓室投与群よりも有意に聴力改善が認められた。

筆頭著者	論文タイトル	抄　録
Suckfuell M	Efficacy and safety of AM-111 in the treatment of acute sensorineural hearing loss : a double-blind, randomized, placebo-controlled phase II study. Otol Neurotol 2014 ; 35 : 1317-26.	**エビデンスレベルII** 初期治療としての，c-Jun N末端キナーゼ（JNK）リガンドである AM-111 の有効性に関する RCT（210例）。7日目に聴力測定し，難聴のある例は経口ステロイドを実施。7日目に測定した聴力検査では，AM-111 と偽薬の間に有意差は認められなかったが，重症例に限ると AM-111 のほうが有意に聴力改善が認められた。
Hultcrantz E	Corticosteroid treatment of idiopathic sudden sensorineural hearing loss : analysis of an RCT and material drawn from the Swedish national database. Eur Arch Otorhinolaryngol 2015 ; 272 : 3169-75.	**エビデンスレベルII** 初期治療としての経口ステロイドの有効性を検討するため，RCT とデータベースの情報を組み合わせたメタアナリシスを実施。ステロイド群，偽薬群，未治療群の3群の聴力改善に有意差は認められなかった。
Eftekharian A	Pulse steroid therapy in idiopathic sudden sensorineural hearing loss : A randomized controlled clinical trial. Laryngoscope 2016 ; 126 : 150-5.	**エビデンスレベルII** 初期治療としてのメチルプレドニゾロンを用いたパルス療法と，経口プレドニゾロン療法の RCT（67例）。両群間の聴力改善に有意差は認められなかった。
Kanzaki J	Effect of single-drug treatment on idiopathic sudden sensorineural hearing loss. Auris Nasus Larynx 2003 ; 30 : 123-7.	**エビデンスレベルIII** 厚生労働省調査研究班による単剤試験。ATP，アルプロスタジル，ヒドロコルチゾン，ウログラフイン（造影剤）の点滴もしくはベラプロストナトリウム，ベタメタゾンの経口投与の比較。1週間後に聴力検査を行い，その後は各センターで必要な追加治療を実施。1週間後および固定時の聴力改善に関しては有意差を認めなかった。
Suzuki H	Defibrinogenation therapy for idiopathic sudden sensorineural hearing loss in comparison with high-dose steroid therapy. Acta Otolaryngol 2003 ; 123 : 46-50.	**エビデンスレベルIII** バトロキソビン（初期治療）の有効性に関する前向きヒストリカルコントロール比較試験（バトロキソビン群61例，ステロイド群64例）。症例全体ではバトロキソビン群とステロイド群の間の聴力改善には差を認めなかったが，重症例に限定するとバトロキソビン群のほうが良好であった。
Ahn JH	Therapeutic effect of lipoprostaglandin E1 on sudden hearing loss. Am J Otolaryngol 2005 ; 26 : 245-8.	**エビデンスレベルIII** PGE_1 の上乗せ効果に関する前向き比較試験（128例）。PGE_1 併用群で聴力改善率が高い傾向が認められたが，有意差は認めなかった。
Lautermann J	Transtympanic corticoid therapy for acute profound hearing loss. Eur Arch Otorhinolaryngol 2005 ; 262 : 587-91.	**エビデンスレベルIII** ステロイド鼓室内投与（上乗せ効果）に関する前向き比較試験（27例）。ステロイド全身投与群と併用群の比較の結果，聴力改善に有意差は認められなかった。
Choung YH	Intratympanic dexamethasone injection for refractory sudden sensorineural hearing loss. Laryngoscope 2006 ; 116 : 747-52.	**エビデンスレベルIII** ステロイド鼓室内投与（サルベージ）の投与法に関する前向き比較試験（デキサメタゾン鼓室内投与群33例，対照群33例）。鼓室内投与群のほうが良好な治療成績であった。

筆頭著者	論文タイトル	抄　録
Shin SO	The efficacy of an additional cycle of oral steroids in partially recovered sudden sensorineural hearing loss (SSNHL) after initial oral steroid therapy. Acta Otolaryngol Suppl 2007 ; 558 : 49-53.	エビデンスレベルⅢ 経口ステロイド治療実施後に難聴が部分回復した症例を対象に，もう1クール経口ステロイドを実施することの有効性に関する前向き比較試験。2クール目実施群と未治療群の間で聴力に有意差を認めなかった。
Van Wijck F	Topical steroid therapy using the Silverstein Microwick in sudden sensorineural hearing loss after failure of conventional treatment. Acta Otolaryngol 2007 ; 127 : 1012-7.	エビデンスレベルⅢ ステロイド鼓室内投与（サルベージ）に関する前向き比較試験（12例）。正円窓窩にシルバースタインマイクロウィックを留置し，点耳でメチルプレドニゾロンを投与。鼓室内投与群のほうが対照群と比較し有意に予後良好であった。
Plaza G	Intratympanic steroids for treatment of sudden hearing loss after failure of intravenous therapy. Otolaryngol Head Neck Surg 2007 ; 137 : 74-8.	エビデンスレベルⅢ ステロイド鼓室内投与（サルベージ）に関する前向き比較試験（全身ステロイド長期群18例，メチルプレドニゾロン鼓室内投与群9例，未治療群9例）。鼓室内投与群のほうが未治療群と比較し有意に予後良好であった。
Kiliç R	Intratympanic methylprednisolone for sudden sensorineural hearing loss. Otol Neurotol 2007 ; 28 : 312-6.	エビデンスレベルⅢ ステロイド鼓室内投与（サルベージ）に関する前向き比較試験（メチルプレドニゾロン鼓室内投与群19例，対照群9例）。鼓室内投与群のほうが有意に予後良好であった。
Dundar K	Effectiveness of hyperbaric oxygen on sudden sensorineural hearing loss : prospective clinical research. J Otolaryngol. 2007 ; 36 : 32-7.	エビデンスレベルⅢ HBOT の上乗せ効果に関する前向き比較試験（ステロイド＋HBOT 群55例，対照群25例）。HBOT の併用により有意に聴力改善を認めた。
Lee HS	Results of intratympanic dexamethasone injection as salvage treatment in idiopathic sudden hearing loss. J Otolaryngol Head Neck Surg 2008 ; 37 : 263-8.	エビデンスレベルⅢ ステロイド鼓室内投与（サルベージ）に関する前向き比較試験（デキサメタゾン鼓室内投与群16例，対照群8例）。鼓室内投与群のほうが良好な傾向にあったものの有意差は認めなかった。
Totonchi JS	Urografin in the treatment of sudden sensorineural hearing loss. Pak J Biol Sci 2008 ; 11 : 1759-63.	エビデンスレベルⅢ ウログラフイン（造影剤）の上乗せ効果に関する前向き比較試験（51例）。ウログラフインの併用群と経口ステロイド群の間に有意差を認めなかった。
Fu Y	Intratympanic dexamethasone as initial therapy for idiopathic sudden sensorineural hearing loss : Clinical evaluation and laboratory investigation. Auris Nasus Larynx 2011 ; 38 : 165-71.	エビデンスレベルⅢ ステロイド鼓室内投与（初期治療）に関する前向き比較試験（デキサメタゾン鼓室内投与群22例，全身ステロイド群44例）。初期治療としての鼓室内投与は対照群と同等であり有意差を認めなかった。
Dallan I	Intratympanic methylprednisolone as first-line therapy in sudden sensorineural hearing loss : preliminary results from a case-control series. J Laryngol Otol 2011 ; 125 : 1004-8.	エビデンスレベルⅢ ステロイド鼓室内投与（初期治療）に関する前向き比較試験（メチルプレドニゾロン鼓室内投与群10例，全身ステロイド群10例）。初期治療としての鼓室内投与は対照群と同等であり有意差を認めなかった。

筆頭著者	論文タイトル	抄　録
Kim YH	Early combination treatment with intratympanic steroid injection in severe to profound sudden sensorineural hearing loss improves speech discrimination performance. Eur Arch Otorhinolaryngol 2012 ; 269 : 2173-8.	**エビデンスレベルⅢ** ステロイド鼓室内投与（サルベージ）の有効性に関する前向きヒストリカルコントロール比較試験（鼓室内投与群30例，対照群43例）。聴力閾値に関しては両群間に有意差を認めなかったが，語音弁別能は鼓室内投与群のほうが良好であった。
Koltsidopoulos P	Intratympanic and systemic steroids for sudden hearing loss. Otol Neurotol 2013 ; 34 : 771-6.	**エビデンスレベルⅢ** ステロイド鼓室内投与（上乗せ効果）に関する前向き比較試験（デキサメタゾン鼓室内投与併用群46例，全身ステロイド群46例）。ステロイド全身投与群と併用群の比較の結果，併用群のほうが聴力改善傾向は認められるものの有意差はなかった。
Li L	Intratympanic dexamethasone perfusion versus injection for treatment of refractory sudden sensorineural hearing loss. Eur Arch Otorhinolaryngol 2013 ; 270 : 861-7.	**エビデンスレベルⅢ** ステロイド鼓室内投与（サルベージ）の投与法に関する前向き比較試験。正円窓にゼラチンスポンジを留置しマイクロカテーテルを通じて外部のポンプよりデキサメタゾンを投与した群と，デキサメタゾン鼓室内投与群，対照群の3群比較。マイクロポンプ群が最も予後良好であり，次いで鼓室内投与群，対照群の順に有効であった。
Chou YF	Comparison of intermittent intratympanic steroid injection and near-continual transtympanic steroid perfusion as salvage treatments for sudden sensorineural hearing loss. Laryngoscope 2013 ; 123 : 2264-9.	**エビデンスレベルⅢ** ステロイド鼓室内投与（サルベージ）方法の違いに関する前向きヒストリカルコントロール比較試験。正円窓窩にシルバースタインマイクロウィックを留置し，点耳でステロイド剤を投与する群（60例）とステロイド鼓室内投与群を比較。ステロイド剤を連続的に投与した群のほうが鼓室内投与群よりも聴力予後良好であった。
Battaglia A	A prospective, multi-centered study of the treatment of idiopathic sudden sensorineural hearing loss with combination therapy versus high-dose prednisone alone : a 139 patient follow-up. Otol Neurotol 2014 ; 35 : 1091-8.	**エビデンスレベルⅢ** ステロイド鼓室内投与（上乗せ効果）に関する前向き比較試験（80例）。ステロイド全身投与群と併用群の比較の結果，併用群のほうが有意に聴力が改善した。
Filipo R	Oral versus short-term intratympanic prednisolone therapy for idiopathic sudden hearing loss. Audiol Neurootol 2014 ; 19 : 225-33.	**エビデンスレベルⅢ** ステロイド鼓室内投与（初期治療）に関する前向き比較試験（プレドニゾロン鼓室内投与群134例，ステロイド全身投与群131例）。初期治療としての鼓室内投与は全身投与と同等であり有意差を認めなかった。なお，低音障害型および高音障害型の難聴の場合には，鼓室内投与群のほうが良好な改善を認めた。
Bogaz EA	Glucocorticoid influence on prognosis of idiopathic sudden sensorineural hearing loss. Braz J Otorhinolaryngol 2014 ; 80 : 213-9.	**エビデンスレベルⅢ** ステロイド全身投与の有効性を対照群と比較した後ろ向きコホート研究（127例）。ステロイド治療群とステロイド未使用群の間に差は認められなかったが，発症後7日目以内の症例に限るとステロイド治療群のほうが予後良好であった。

Ⅳ　システマティックレビュー・サマリー

筆頭著者	論文タイトル	抄　録
Pezzoli M	Hyperbaric oxygen therapy as salvage treatment for sudden sensorineural hearing loss : a prospective controlled study. Eur Arch Otorhinolaryngol 2015 ; 272 : 1659-66.	**エビデンスレベルⅢ** HBOT（サルベージ）の有効性に関する前向き比較試験（HBOT 群 23 例，未治療群 21 例）。HBOT 群が未治療群と比較して有意に聴力予後良好であった。
Kaya H	Vitamins A, C, and E and selenium in the treatment of idiopathic sudden sensorineural hearing loss. Eur Arch Otorhinolaryngol 2015 ; 272 : 1119-25.	**エビデンスレベルⅢ** ビタミン A，C，E およびセレンの併用（上乗せ効果）の有効性に関する前向き比較試験（併用群 70 例，標準治療群 56 例）。ビタミン A，C，E，セレンの併用群のほうが，標準治療群と比較し有意に聴力回復が大きかった。
Lee HY	Therapeutic effect of combined steroid-lipoprostaglandin E1 for sudden hearing loss : a propensity score-matched analysis. Am J Otolaryngol 2015 ; 36 : 52-6.	**エビデンスレベルⅢ** PGE_1 の上乗せ効果に関する前向き比較試験（PGE_1 併用群 240 例，ステロイド単独群 60 例）。PGE_1 併用群とステロイド単独群の間に有意差は認めなかった。
Capuano L	Hyperbaric oxygen for idiopathic sudden hearing loss : is the routine application helpful? Acta Otolaryngol 2015 ; 135 : 692-7.	**エビデンスレベルⅢ** ステロイド全身投与単独，HBOT 単独，ステロイド＋HBOT の 3 群比較（いずれも初期治療）の有効性を比較した後ろ向きコホート研究（300 例）。聴力予後に関しては併用群が最も良好であった。
Sekiya K	Neuro-rehabilitation approach for sudden sensorineural hearing loss. J Vis Exp 2016 ; e53264.	**エビデンスレベルⅢ** Constraint-induced sound therapy の上乗せ効果に関する前向き比較試験（constraint-induced sound therapy 併用群 22 例，ステロイド単独群 31 例）。constraint-induced sound therapy 併用群のほうが聴力予後良好であった。
Oya R	Prognostic predictors of sudden sensorineural hearing loss in defibrinogenation therapy. Acta Otolaryngol. 2016 ; 136 : 271-6.	**エビデンスレベルⅢ** バトロキソビン（初期治療）の有効性に関する前向き比較試験（バトロキソビン群 48 例，ステロイド群 40 例）。症例全体ではバトロキソビン群とステロイド群の間の聴力改善には差を認めなかったが，軽症例に限定するとバトロキソビン群のほうが有意に不良であった。
Edamatsu H	Treatment of sudden deafness : carbon dioxide and oxygen inhalation and steroids. Clin Otolaryngol Allied Sci 1985 ; 10 : 69-72.	**エビデンスレベルⅣb** カルボゲン（5% CO_2 および 95% O_2）吸入の有効性（上乗せ効果）に関する検討（吸入併用群 51 例，標準治療群 35 例）。併用群と標準治療群の聴力予後に有意差を認めなかった。
Huang TS	Hypaque and steroids in the treatment of sudden sensorineural hearing loss. Clin Otolaryngol Allied Sci 1989 ; 14 : 45-51.	**エビデンスレベルⅣb** ガストログラフイン（造影剤），ステロイド剤，血管拡張薬の有効性に関する検討。いずれの薬剤を用いた場合でも自然回復と同等で有効性は認められなかった。
Fetterman BL	Prognosis and treatment of sudden sensorineural hearing loss. Am J Otol 1996 ; 17 : 529-36.	**エビデンスレベルⅣb** ステロイド剤，血管拡張薬の有効性に関する検討。治療実施群のほうが対照群よりも聴力が改善する可能性が高い，という結果が得られた。

筆頭著者	論文タイトル	抄　録
Rahko T	Comparison of carbogen inhalation and intravenous heparin infusion therapies in idiopathic sudden sensorineural hearing loss. Acta Otolaryngol Suppl 1997；529：86-7.	エビデンスレベルⅣb カルボゲン（5％ CO_2 および95％ O_2）吸入および静脈内ヘパリンの効果を比較（87例）。どちらの治療を実施した場合でも聴力予後に有意差は認められなかった。
Kallinen J	Sudden deafness：a comparison of anticoagulant therapy and carbogen inhalation therapy. Ann Otol Rhinol Laryngol 1997；106：22-6.	エビデンスレベルⅣb 抗凝固療法およびカルボゲン（5％ CO_2 および95％ O_2）吸入療法の効果を比較（168例）。抗凝固療法は低音障害型難聴に有効であった，一方，カルボゲン吸入療法は高音障害型難聴に有効であった。
Fujino M	Treatment of sudden sensorineural hearing loss with a continuous epidural block. Eur Arch Otorhinolaryngol 1999；256（Suppl 1)：18-21.	エビデンスレベルⅣb 硬膜外ブロックと星状神経節ブロックの効果に関する比較（20例）。硬膜外ブロック群では星状神経節ブロック群よりも聴力改善率が良好であった。
Minoda R	Initial steroid hormone dose in the treatment of idiopathic sudden deafness. Am J Otol 2000；21：819-25.	エビデンスレベルⅣb ステロイド全身投与（初期治療）の薬剤量（高用量群と低用量群）と予後の比較。初期薬剤量と治療効果には有意な相関は認められなかった。
Racic G	Hyperbaric oxygen in the treatment of sudden hearing loss. ORL J Otorhinolaryngol Relat Spec 2003；65：317-20.	エビデンスレベルⅣb HBOT（初期治療）の有効性に関する検討〔HBOT群51例，ペントキシフィリン（日本では承認取り消し）投与群64例〕。HBOT群のほうが有意に聴力予後良好であった。
Yue WL	Role of low-molecular-weight heparins in the treatment of sudden hearing loss. Am J Otolaryngol 2003；24 ：328-33.	エビデンスレベルⅣb 低分子量ヘパリンの上乗せ効果に関する検討（通常治療＋低分子量ヘパリン群50例，通常治療群50例）。聴力予後は低分子量ヘパリン併用群のほうが有意に良好であった。
Narozny W	Usefulness of high doses of glucocorticoids and hyperbaric oxygen therapy in sudden sensorineural hearing loss treatment. Otol Neurotol 2004；25：916-23.	エビデンスレベルⅣb 血流促進薬，高用量グルココルチコイド，ベタヒスチン，HBOTの併用群と血流促進薬＋低用量グルココルチコイド併用群の比較（133例）。高用量グルココルチコイド，HBOT併用群のほうが有意に良好な聴力予後であった。
Plontke S	Outcomes research analysis of continuous intratympanic glucocorticoid delivery in patients with acute severe to profound hearing loss：basis for planning randomized controlled trials. Acta Otol Naryngol 2005；125：830-9.	エビデンスレベルⅣb ステロイド鼓室内投与（サルベージ）の効果に関する後ろ向き研究（23例）。鼓室内投与群のほうが未治療群と比較して有意に聴力改善を認めた。
Slattery WH	Oral steroid regimens for idiopathic sudden sensorineural hearing loss. Otolaryngol Head Neck Surg 2005；132：5-10.	エビデンスレベルⅣb ステロイド（初期治療）の投与方法に関する検討。高用量プレドニゾン，低用量プレドニゾン，経口ステロイドの比較。発症後2週間以内に実施した高用量投与が耳鳴，めまいに有効であった。
Roebuck J	Efficacy of steroid injection on idiopathic sudden sensorineural hearing loss. Otolaryngol Head Neck Surg 2006；135：276-9.	エビデンスレベルⅣb ステロイド鼓室内投与（サルベージ）の効果に関する後ろ向き研究（61例）。鼓室内投与群のほうが経口ステロイド群と比較して有意に聴力改善を認めた。

筆頭著者	論文タイトル	抄　録
Jeyakumar A	Treatment of idiopathic sudden sensorineural hearing loss. Acta Otolaryngol 2006 ; 126 : 708-13.	**エビデンスレベルⅣb** 初期治療として，経過観察，ステロイド全身投与，ステロイド剤＋抗ウイルス薬の3群比較。（抗ウイルス薬の有無にかかわらず）ステロイド治療で予後良好であった。
Kakehata S	Comparison of intratympanic and intravenous dexamethasone treatment on sudden sensorineural hearing loss with diabetes. Otol Neurotol 2006 ; 27 : 604-8.	**エビデンスレベルⅣb** 糖尿病を有する症例に対するステロイド鼓室内投与と全身投与の比較（鼓室内投与群10例，全身投与群21例）。聴力予後は鼓室内投与群のほうがやや良好であった。また，全身投与群では4例に高血糖の悪化を認めた。
Satar B	Effectiveness of hyperbaric oxygen therapy in idiopathic sudden hearing loss. J Laryngol Otol 2006 ; 120 : 665-9.	**エビデンスレベルⅣb** HBOT の上乗せ効果に関する検討（HBOT 併用群37例，標準治療群24例）。HBOT 併用群と標準治療群の間に有意差を認めなかった 。
Aoki D	Evaluation of super-high-dose steroid therapy for sudden sensorineural hearing loss. Otolaryngol Head Neck Surg 2006 ; 134 : 783-7.	**エビデンスレベルⅣb** 初期治療としてのステロイド投与量が治療効果に及ぼす影響に関する検討（ヒドロコルチゾン1,200 mg 群 vs 600 mg 群）。聴力固定時には両群間で有意差を認めなかったが，治療終了時には高用量群のほうが良好であった。
Wang YP	Experience in the treatment of sudden deafness during pregnancy. Acta Otolaryngol 2006 ; 126 : 271-6.	**エビデンスレベルⅣb** 妊娠中の突発性難聴患者に対するデキストラン40の有効性に関する検討（12例）。デキストラン治療群は未治療群と比較して有意に聴力予後良好であった。
Nosrati-Zarenoe R	Idiopathic sudden sensorineural hearing loss : results drawn from the Swedish national database. Acta Otolaryngol 2007 ; 127 : 1168-75.	**エビデンスレベルⅣb** ステロイド剤（初期治療）の有効性に関する検討（208例）。ステロイド治療群と未治療群の聴力予後に有意差を認めなかった。
Fujimura T	Hyperbaric oxygen and steroid therapy for idiopathic sudden sensorineural hearing loss. Eur Arch Otorhinolaryngol 2007 ; 264 : 861-6.	**エビデンスレベルⅣb** 初期治療としての，HBOT＋ステロイド剤の有効性に関する後ろ向き研究（HBOT＋ステロイド併用群67例，ステロイド単独群63例）。聴力改善率には有意差を認めなかったが，初期閾値80 dB 以上の重症度の高い症例では HBOT 併用群のほうが有意に聴力改善を認めた。
Haynes DS	Intratympanic dexamethasone for sudden sensorineural hearing loss after failure of systemic therapy. Laryngoscope 2007 ; 117 : 3-15.	**エビデンスレベルⅣb** ステロイド鼓室内投与（サルベージ）の有効性に関する後ろ向き研究（40例）。発症後早期に鼓室内投与を行った群では有意に聴力改善が良好であった。
Suzuki H	Prostaglandin E1 versus steroid in combination with hyperbaric oxygen therapy for idiopathic sudden sensorineural hearing loss. Auris Nasus Larynx 2008 ; 35 : 192-7.	**エビデンスレベルⅣb** PGE_1＋HBOT 併用群とステロイド＋HBOT 併用群（初期治療）の有効性に関する後ろ向き研究（PGE_1＋HBOT 群95例，ステロイド＋HBOT 群101例）。2群間で聴力予後，改善率に差を認めなかった。
Suzuki H	Prostaglandin E1 in combination with hyperbaric oxygen therapy for idiopathic sudden sensorineural hearing loss. Acta Otolaryngol 2008 ; 128 : 61-5.	**エビデンスレベルⅣb** PGE_1＋HBOT 併用と，星状神経節ブロック（SGB）＋HBOT 併用（初期治療）の有効性に関する後ろ向き研究（PGE_1＋HBOT 併用群95例，SGB＋HBOT 群110例）。聴力予後に2群間で有意差を認めなかったが80 dB 未満の症例では SGB＋HBOT 群のほうが聴力改善が良好であった。

筆頭著者	論文タイトル	抄　録
Hatano M	Vitamin E and vitamin C in the treatment of idiopathic sudden sensorineural hearing loss. Acta Otolaryngol 2008；128：116-21.	エビデンスレベルⅣb ビタミンCおよびEの上乗せ効果に関する後ろ向き研究（87例）。ビタミンC＋ビタミンE＋ステロイド群の聴力予後はステロイド単独群と比較し有意に良好であった。
Ahn JH	Therapeutic effectiveness over time of intratympanic dexamethasone as salvage treatment of sudden deafness. Acta Otolaryngol 2008；128：128-31.	エビデンスレベルⅣb ステロイド鼓室内投与（サルベージ）の有効性に関する後ろ向き研究（99例）。発症後2週間以内に鼓室内投与を行った群では聴力改善が良好であった。
Cekin E	Effectiveness of hyperbaric oxygen therapy in management of sudden hearing loss. J Laryngol Otol 2009；123：609-12.	エビデンスレベルⅣb HBOTの上乗せ効果に関する後ろ向き研究（57例）。HBOT＋標準治療併用群と標準治療群の聴力予後に有意差は認められなかった。
Han C-S	Clinical efficacy of initial intratympanic steroid treatment on sudden sensorineural hearing loss with diabetes. Otolaryngol Head Neck Surg 2009；141：572-8.	エビデンスレベルⅣb 糖尿病を有する突発性難聴患者に対するステロイド投与方法（初期治療）の効果に関する検討（経口48例，点滴32例，鼓室内投与34例）。いずれの群でも聴力予後に有意差は認めなかったが，経口群の1例，点滴群の2例で高血糖のためステロイド投与の中止が必要であった。
Lee JD	Intratympanic steroids in severe to profound sudden sensorineural hearing loss as salvage treatment. Clin Exp Otorhinolaryngol 2010；3：122-5.	エビデンスレベルⅣb ステロイド鼓室内投与（サルベージ）の有効性に関する後ろ向き研究。初期聴力が高度難聴の症例では，重度難聴の症例よりも治療効果が高かった。
Hato N	Local hypothermia in the treatment of idiopathic sudden sensorineural hearing loss. Auris Nasus Larynx 2010；37：626-30.	エビデンスレベルⅣb 局所低体温療法の上乗せ効果に関する後ろ向き研究（併用群86例，標準治療群86例）。標準治療に局所低体温療法を併用した群のほうが聴力改善が良好であり，特に若年の症例で有効性が高かった。
Ahn JH	Coenzyme Q10 in combination with steroid therapy for treatment of sudden sensorineural hearing loss：a controlled prospective study. Clin Otolaryngol 2010；35：486-9.	エビデンスレベルⅣb CoQ10の上乗せ効果に関する検討（CoQ10併用群60例，標準治療群60例）。CoQ10併用群のほうが聴力予後良好であるものの有意差は認められなかった。
Ohno K	Secondary hyperbaric oxygen therapy for idiopathic sudden sensorineural hearing loss in the subacute and chronic phases. J Med Dent Sci 2010；57：127-32.	エビデンスレベルⅣb HBOT（サルベージ）の有効性に関する検討（HBOT群48例，未治療群44例）。2群間の聴力予後には有意差を認めなかった。
Hunchaisri N	Intratympanic dexamethasone for refractory sudden sensorineural hearing loss. Send to J Med Assoc Thai 2010；93：1406-14.	エビデンスレベルⅣb ステロイド鼓室内投与（サルベージ）の有効性に関する後ろ向き研究（鼓室内投与群14例，未治療群7例）。鼓室内投与群のほうが未治療群よりも聴力改善良好であったが，有意差は認めなかった。

筆頭著者	論文タイトル	抄　録
Liu SC	Comparison of therapeutic results in sudden sensorineural hearing loss with/without additional hyperbaric oxygen therapy : a retrospective review of 465 audiologically controlled cases. Clin Otolaryngol 2011 ; 36 : 121-8.	エビデンスレベルⅣb ステロイド単独（76例），ステロイド＋デキストラン（277例），ステロイド＋デキストラン＋HBOT（112例）の3群後ろ向き比較。重度難聴症例ではHBOTによる上乗せ効果はあり有意に聴力改善した。一方，デキストランに関しては上乗せ効果を認めなかった。
Alimoglu Y	Efficacy comparison of oral steroid, intratympanic steroid, hyperbaric oxygen and oral steroid+hyperbaric oxygen treatments in idiopathic sudden sensorineural hearing loss cases. Eur Arch Otorhinolaryngol 2011 ; 268 : 1735-41.	エビデンスレベルⅣb 経口ステロイド（58例），経口ステロイド＋HBOT（61例），ステロイド鼓室内投与（43例），HBOT単独（57例）の4群の後ろ向き比較。経口ステロイド＋HBOT群が最も予後良好であった。
Moon IS	Intratympanic dexamethasone is an effective method as a salvage treatment in refractory sudden hearing loss. Otol Neurotol 2011 ; 32 : 1432-6.	エビデンスレベルⅣb サルベージとしてのステロイド鼓室内投与の有効性に関する検討。鼓室内投与（66例），経口ステロイド2クール目（26例），未治療（59例）の3群の比較において，ITDが最も聴力予後良好であった。
Gouveris H	Intratympanic dexamethasone/hyaluronic acid mix as an adjunct to intravenous steroid and vasoactive treatment in patients with severe idiopathic sudden sensorineural hearing loss. Otol Neurotol 2011 ; 32 : 756-60.	エビデンスレベルⅣb ステロイド鼓室内投与の上乗せ効果（初期治療）の有効性に関する検討（併用群76例，全身投与単独94例）。併用群と全身投与単独群の間に有意差を認めなかった。
Kim MG	Effect of steroid, carbogen inhalation, and lipoprostaglandin E1 combination therapy for sudden sensorineural hearing loss. Am J Otolaryngol 2011 ; 32 : 91-5.	エビデンスレベルⅣb 初期治療として，カルボゲン（5% CO_2 および 95% O_2）吸入＋PGE_1＋ステロイド併用群（200例），カルボゲン吸入＋ステロイド群（194例），ステロイド単独群（276例）の後ろ向き研究。カルボゲン吸入＋PGE_1＋ステロイド併用群の聴力予後は，他2群よりも有意に良好であった。
Angeli SI	L-N-Acetylcysteine treatment is associated with improved hearing outcome in sudden idiopathic sensorineural hearing loss. Acta Otolaryngol 2012 ; 132 : 369-76.	エビデンスレベルⅣb L-N-アセチルシステイン（LNAC）の上乗せ効果に関する検討。LNAC＋ステロイド群はステロイド単独群よりも有意に聴力予後良好であった。
Wang CT	Treatment outcome of additional dextran to corticosteroid therapy on sudden deafness : propensity score-matched cohort analysis. Otolaryngol Head Neck Surg 2012 ; 147 : 1125-30.	エビデンスレベルⅣb 低分子デキストランの上乗せ効果に関する後ろ向き研究（経口ステロイド＋デキストラン群50例，経口ステロイド単独群50例）。2群間に有意差は認めなかった。
Yoshida T	Intratympanic injection of dexamethasone for treatment of tinnitus in patients with sudden sensorineural hearing loss. Audiol Res 2012 ; 2 : e2.	エビデンスレベルⅣb 聴力固定後に残存した耳鳴に対するステロイド鼓室内投与の有効性に関する検討。聴力の改善は認めないものの，耳鳴の改善率は鼓室内投与群のほうが良好であった。

筆頭著者	論文タイトル	抄　録
Takinami Y	Evaluation of effectiveness of stellate ganglion block (SGB) treatment of sudden hearing loss. Acta Otolaryngol 2012 ; 132 : 33-8.	エビデンスレベルIVb 星状神経節ブロックの上乗せ効果に関する後ろ向き研究。各種因子で調整を行った結果，星状神経節ブロック実施群と標準治療群の間に有意差を認めなかった。
Wang YW	Evaluation of intratympanic dexamethasone for treatment of refractory sudden sensorineural hearing loss. J Zhejiang Univ Sci B 2012 ; 13 : 203-8.	エビデンスレベルIVb ステロイド鼓室内投与（サルベージ）の方法に関する比較。穿刺注入，正円窓カテーテル留置，チューブ留置＋点耳，無治療の4群比較。穿刺注入，正円窓カテーテル留置で有意に良好な聴力改善が認められた。
Suzuki H	Efficacy of intratympanic steroid administration on idiopathic sudden sensorineural hearing loss in comparison with hyperbaric oxygen therapy. Laryngoscope 2012 ; 122 : 1154-7.	エビデンスレベルIVb 初期治療としてのステロイド＋HBOTとステロイド全身投与＋鼓室内投与の比較（HBOT併用群174例，鼓室内投与併用群102例）。鼓室内投与併用群のほうが，HBOT併用群と比較して有意に聴力予後良好であった。
Park KH	Combination therapy with systemic steroids, an antiviral agent, anticoagulants, and stellate ganglion block for treatment of sudden sensorineural hearing loss. Korean J Audiol 2012 ; 16 : 71-4.	エビデンスレベルIVb 全身ステロイド単独群と全身ステロイド＋アシクロビル，ヘパリン，星状神経節ブロックの併用群の予後の比較。併用療法群のほうが良好な聴力改善率を示した。
Lee HJ	Therapeutic effects of carbogen inhalation and lipo-prostaglandin E1 in sudden hearing loss. Yonsei Med J 2012 ; 53 : 999-1004.	エビデンスレベルIVb ステロイド単独，ステロイド＋カルボゲン（5% CO_2 および95% O_2）吸入，ステロイド＋PGE_1 の3群の後ろ向き比較。ステロイド＋カルボゲン吸入群が，ステロイド単独，ステロイド＋PGE_1 群よりも良好な改善率を示した。
Xiong M	Radix astragali injection enhances recovery from sudden deafness. Am J Otolaryngol 2012 ; 33 : 523-7.	エビデンスレベルIVb 漢方薬のオウギの上乗せ効果に関する検討（92例）。オウギ併用群は標準治療群よりも良好な治療成績であった。
Baysal E	Systemic steroid versus combined systemic and intratympanic steroid treatment for sudden sensorineural hearing loss. J Craniofac Surg 2013 ; 24 : 432-4.	エビデンスレベルIVb ステロイド全身投与（30例）とステロイド全身投与＋鼓室内投与併用（39例）の後ろ向き比較。ステロイド単独群と併用群の間で有意差は認められなかった。
Egli Gallo D	Effectiveness of Systemic High-Dose Dexamethasone Therapy for Idiopathic Sudden Sensorineural Hearing Loss. Audiol Neurootol 2013 ; 18 : 161-70.	エビデンスレベルIVb 高用量デキサメタゾン投与の有用性に関する検討。プレドニゾンを用いた通常治療と比較し，高用量デキサメタゾン群のほうが良好な治療成績であった。
Bae SC	Efficacy of intratympanic steroid therapy for idiopathic sudden sensorineural hearing loss : comparison with systemic steroid therapy and combined therapy. Acta Otolaryngol 2013 ; 133 : 428-33.	エビデンスレベルIVb 初期治療としての，ステロイド鼓室内投与群（94例），ステロイド全身投与群（444例），併用群（197例）の後ろ向き研究。3群間の治療効果に有意差は認められなかった。
Erdur O	Effectiveness of intratympanic dexamethasone for refractory sudden sensorineural hearing loss. Eur Arch Otorhinolaryngol 2014 ; 271 : 1431-6.	エビデンスレベルIVb ステロイド鼓室内投与（サルベージ）の有効性に関する検討（鼓室内投与21例，未治療30例）。鼓室内投与群が未治療群よりも有意に聴力予後良好であった。

筆頭著者	論文タイトル	抄　録
Choi MS	Optimal Dosage of Methylpredniso-lone for the Treatment of Sudden Hearing Loss in Geriatric Patients : A Propensity Score-Matched Analysis. PLoS One 2014 ; 9 : e111479.	エビデンスレベルIVb 65歳以上の高齢者に対するステロイド用量の検討。48 mgメチルプレドニゾロン群と24 mgメチルプレドニゾロン群の比較では，有意差はなかったものの48 mg群のほうが良好な回復を示した。また，有害事象の発生も同等であった。
Övet G	Sudden sensorineural hearing loss : Is antiviral treatment really necessary? Am J Otolaryngol 2015 ; 36 : 542-6.	エビデンスレベルIVb 抗ウイルス薬の上乗せ効果に関する検討。抗ウイルス薬の併用群と標準治療群の間に有意差は認められなかった。
Tsai HT	Intratympanic steroid injection as a first-line therapy in uremia patients with sudden sensorineural hearing loss. Acta Otolaryngol 2015 ; 135 : 786-90.	エビデンスレベルIVb 尿毒症を有する突発性難聴患者に対する初期治療としての全身ステロイドとステロイド鼓室内投与の比較（23例）。鼓室内投与を実施した症例のほうが聴力予後が良好であった。
Günel C	Efficacy of low-dose intratympanic dexamethasone for sudden hearing loss. Auris Nasus Larynx 2015 ; 42 : 284-7.	エビデンスレベルIVb ステロイド全身投与，鼓室内投与併用，初回治療に鼓室内投与，サルベージ治療として鼓室内投与の4群間で評価。ITDの併用は治療効果を認めた。また，サルベージ治療でのデキサメサゾン低用量鼓室内投与は聴力改善不十分であり推奨されない。
Edizer DT	Recovery of idiopathic sudden sensori-neural hearing loss. J Int Adv Otol 2015 ; 11 : 122-6.	エビデンスレベルIVb 経口ステロイド，経口ステロイド＋HBOT，経口ステロイド＋低分子量ヘパリン（LMWH），経口ステロイド＋HBO＋LMWHの4群で聴力改善について評価。HBOTによる上乗せ効果は認められなかった。
Yang HC	Efficacy of concomitant intratympanic steroid injection for sudden deafness according to initial hearing loss. Otol Neurotol 2015 ; 36 : 1604-9.	エビデンスレベルIVb 初期治療としてのステロイド全身投与＋鼓室内投与併用（55例），全身投与単独群（165例）の後ろ向き比較。重症例では併用群で聴力予後良好であった。一方，軽症例では逆に併用群のほうが予後不良であった。
Lee JB	Potential benefits of combination ther-apy as primary treatment for sudden sensorineural hearing loss. Otolaryngol Head Neck Surg 2016 ; 154 : 328-34.	エビデンスレベルIVb 初期治療としてのステロイド全身投与＋鼓室内投与併用，全身投与単独群の後ろ向き研究。併用群のほうが聴力予後良好であった。また，どちらの群でも治療後に難聴が残った症例にサルベージとしてステロイド鼓室内投与を行った結果，サルベージとしてのステロイド鼓室内投与の効果は同等であった。

2 急性低音障害型感音難聴

使用したデータベース：PubMed，医学中央雑誌 Web

検索期間：1983 年 1 月～2016 年 12 月の文献

採択基準：RCT のシステマティックレビュー，個々の RCT の文献を優先し，それがない場合はコホート研究，ケースコントロール研究などの観察研究の文献も含めた。総説および動物実験や基礎的な知見に関する文献は除外した。

採択方法：PubMed では「Acute low-tone sensorineural hearing loss OR Acute low-frequency hearing loss AND Acute low-frequency hearing loss AND English［la］」のキーワードで検索。56 編のうち総説および動物実験や基礎的な知見に関する文献を除外した。さらに「治療」に関する文献を抽出し，ケース・シリーズ研究の文献を除外して 7 編を採用した。

　医学中央雑誌では「急性低音障害型感音難聴」のキーワードで検索。289 編のうち原著論文 99 編を抽出した。「治療」に関する文献は 37 編あり，これらのなかから検索式（急性低音障害型感音難聴 /AL）and（PT ＝原著論文 and RD ＝ランダム化比較試験）で RCT 2 編を抽出した。さらに，要旨のレビューを行い後ろ向きコホート研究 2 編を追加し，4 編を採用した。

筆頭著者	論文タイトル	抄　録
Kitajiri S	Is corticosteroid therapy effective for sudden-onset sensorineural hearing loss at lower frequencies? Arch Otolaryngol Head Neck Surg 2002；128：365-7.	**エビデンスレベルIVb** 急性低音障害型感音難聴 78 例を対象とした後ろ向きコホート研究。ATP ＋カリジノゲナーゼ＋ビタミン B_{12}（36 例），ステロイド剤＋ATP ＋カリジノゲナーゼ＋ビタミン B_{12}（42 例）の治療成績を比較検討。両群の改善率に有意差はなく，ステロイド剤の効果はないと結論。
木谷芳晴	急性低音障害型感音難聴の検討. 耳鼻臨床 2002；95：999-1004.	**エビデンスレベルIVb** 急性低音障害型感音難聴 131 例 132 耳を対象とした後ろ向きコホート研究。ステロイド使用群（64 耳）と非使用群（45 耳）を比較した結果，両群の成績に有意差なし。
真鍋恭弘	急性低音障害型感音難聴に対する異なるステロイド剤による効果の相違について. Audiology Japan 2002；45：176-81.	**エビデンスレベルIVb** 急性低音障害型感音難聴 83 例を対象とした後ろ向きコホート研究。プレドニゾロン 60 mg 投与群（45 例），デキサメタゾン 10 mg 投与群（38 例）の治療成績を比較。プレドニゾロン投与群では治療経過中に聴力が悪化する例がみられたが，治癒・改善例はそれぞれ 82 ％，73 ％で有意差はなかった。

筆頭著者	論文タイトル	抄　録
真鍋恭弘	急性低温障害型感音難聴の治療薬剤について―ステロイド剤とイソソルビドの比較. 耳鼻臨床 2005 ; 98 : 9-14.	**エビデンスレベルⅡ** 急性低音障害型感音難聴 178 例を対象とした RCT。デキサメタゾン（3 mg：33 例，10 mg：38 例），プレドニゾロン（30 mg：37 例，60 mg：42 例），イソソルビド 90 mg（28 例）の 5 群に割り付け成績を検討。ステロイド剤の種類による差はなく通常量の投与が有意に良好。
Suzuki M	Effect of corticosteroids or diuretics in low-tone sensorineural hearing loss. ORL 2006 ; 68 : 170-6.	**エビデンスレベルⅣb** 急性低音障害型感音難聴 225 例を対象とした後ろ向きコホート研究。治療内容と成績を多変量解析で検討。ステロイド使用群（145 例）は非使用群（80 例）に比べ有意に良好。ステロイド剤は高用量のほうが良好な傾向がみられたが有意差なし。
鳥谷龍三	急性低音障害型感音難聴の初期治療―ステロイド剤使用の是非について. 耳鼻と臨床 2006 ; 52 : 271-7.	**エビデンスレベルⅡ** 急性低音障害型感音難聴 120 例を対象とした多施設 RCT。ATP 300 mg 単独（58 例）と ATP 300 mg＋プレドニゾロン 30 mg 併用（62 例）の 4 週間投与の比較。治療効果に差はなくステロイド剤の使用は不要。
Morita S	A comparison of the short-term outcome in patients with acute low-tone sensorineural hearing loss. ORL 2010 ; 72 : 295-9.	**エビデンスレベルⅣb** 急性低音障害型感音難聴 156 例を対象とした後ろ向きコホート研究。ステロイド剤＋イソソルビド（46 例），ステロイド単独（49 例），イソソルビド単独（40 例），ビタミン B₁₂＋ATP（21 例）の 8 週後の成績を比較。ステロイド剤＋イソソルビド群は他の 3 群に比べ有意に良好。
Okada K	Trial of Chinese medicine Wu-Ling-San for acute low-tone hearing loss. ORL J Otorhinolarungol Relat Spec 2012 ; 74 : 158-63.	**エビデンスレベルⅣb** 急性低音障害型感音難聴 178 例を対象とした後ろ向きコホート研究。五苓散＋ステロイド剤（30 例），イソソルビド（39 例），ステロイド剤（30 例），五苓散（29 例），ステロイド剤＋イソソルビド（48 例）の成績を比較。五苓散＋ステロイド剤の成績は他の治療群に比し有意に良好。
Jung AR	Clinical characteristics and prognosis of low frequency sensorineural hearing loss without vertigo. Acta Otolaryngol 2016 ; 136 : 159-63.	**エビデンスレベルⅣb** 急性低音障害型感音難聴 50 例を対象とした後ろ向きコホート研究。ステロイド経口（29 例），ステロイド鼓室内投与（8 例），経口＋ステロイド鼓室内投与（13 例）の成績を比較。各群の成績に有意差なし。
Morita S	The short-and long-term outcome of intratympanic steroid therapy as a salvage treatment for acute low-tone sensorineural hearing loss without episodes of vertigo. Audiol Neurotol 2016 ; 21 : 132-40.	**エビデンスレベルⅣb** ステロイド剤による一次治療で聴力改善の得られなかった急性低音障害型感音難聴 90 例を対象として，二次治療の治療成績を比較した後ろ向きコホート研究。ステロイド鼓室内投与群（27 例）は 1 カ月，1 年いずれにおいてもイソソルビド群（39 例），二次治療なしの対照群（24 例）に比べ有意に良好。
Chang J	Short-term outcomes of acute low-tone sensorineural hearing loss according to treatment modality. J Audiol Otol 2016 ; 20 : 47-52.	**エビデンスレベルⅣb** 急性低音障害型感音難聴 47 例を対象とした後ろ向きコホート研究。ステロイド単独（12 例）とステロイド剤＋ヒドロクロロチアジド（35 例）の成績を比較。両群の成績に有意差なし。

3 外リンパ瘻

使用したデータベース：PubMed

検索期間：2017 年 4 月以前の文献

採択基準：英語以外の文献は対象から除外し，抄録のあるもの，症例数の記載のあるもの，5 例以上の症例を取り扱っている文献を対象とした。

採択方法：PubMed にて「perilymph fistula」or「perilymphatic fistula」のキーワードで検索。651 編のうち上記採択基準に合致する 345 編を抽出した。このうちエビデンスレベルIV以上の 16 編を採用した。外リンパ瘻の特殊性を考慮し，以下の表では検査法のエビデンスレベル（p6 参照）を 1, 2a, 2b, 3 の 4 段階で評価した結果，何をもって外リンパ瘻としたかもあわせて記載した。

筆頭著者	論文タイトル	抄　録
Kenyon GS	The impedance bridge and ENG controlled fistula test: results in children with unilateral deafness and comparison with normal controls. Clin Otolaryngol Allied Sci 1987 ; 12 : 137-41.	エビデンスレベルIVb 検査法エビデンスレベル：非該当（検査法の正確性検討） 24 例の一側性難聴と 21 例の正常聴力の小児で，電気眼振図を用いた瘻孔症状検査を施行。正常聴力児でも，注視眼振や頭位眼振がある場合に瘻孔症状テストで眼振がある例が 2 例。注視眼振，頭位眼振があるときに，瘻孔症状テストで眼振がでない例が 1 例。難聴群では，進行性，変動性難聴を示す子ども 1 例で，注視眼振とともに，瘻孔症状テストで眼振を認めた。逆に，聴力変動のない難聴児 1 例でも，瘻孔症状テストで眼振が生じたが，この症例では頭位眼振もあった。電気眼振図による瘻孔症状検査は元々，頭位眼振や注視眼振があると偽陽性を生じる可能性がある。
Myer CM 3rd	Perilymphatic fistulas in children: rationale for therapy. Ear Hear 1989 ; 10 : 112-6.	エビデンスレベルIVb 検査法エビデンスレベル：非該当 何をもって外リンパ瘻とするか：外リンパ漏出 急性，変動性，進行性の感音難聴小児例 32 耳 26 例，全例で手術を行い，14 耳 13 例で外リンパ瘻を確認。手術で外リンパ瘻と確認された症例では術前後で speech reception threshold（SRT）の有意な改善があった。外リンパ瘻と確認されなかった例では SRT の術後の改善はなかった。
Black FO	Surgical management of perilymph fistulas. A new technique. Arch Otolaryngol Head Neck Surg 1991 ; 117 : 641-8. Review.	エビデンスレベルIVb 検査法エビデンスレベル：非該当 何をもって外リンパ瘻とするか：外リンパ漏出 外リンパ瘻 58 例に対して，正円窓・卵円窓の粘膜をレーザーで蒸散した後，自己フィブリン糊に浸した細割した疎性組織を敷き詰める手法で内耳窓閉鎖を施行。定型的な方法では 27％の再発率であったが，本法では 8％の再発率であった。1 年後の経過は，83％の ADL が自立，71％が職場・学校へ復帰した。

筆頭著者	論文タイトル	抄 録
Hazell JW	Positional audiometry in the diagnosis of perilymphatic fistula. Am J Otol 1992；13：263-9.	**エビデンスレベルⅣb** **検査法エビデンスレベル：2b** **何をもって外リンパ瘻とするか：外リンパ漏出** 外リンパ瘻を疑われた58例を対象。体位変換聴力検査（坐位→仰臥位での純音聴力閾値の比較）を蝸牛内への空気迷入の同定を目的として施行。体位変換聴力検査は2周波数以上で仰臥位において10 dBの改善があった場合に陽性と判定。試験的鼓室開放の結果は，33例が漏出確実。漏出確実では，漏出なしに対し，体位変換聴力検査の結果に有意差なし。一方，周波数別の検討では，卵円窓で漏出があった症例では500 Hzで，正円窓で漏出があった症例では8,000 Hzで有意な改善を認めた。
Pyykkö I	Relevance of the Tullio phenomenon in assessing perilymphatic leak in vertiginous patients. Am J Otol 1992；13：339-42.	**エビデンスレベルⅣb** **検査法エビデンスレベル：3** **何をもって外リンパ瘻とするか：瘻孔の確認** 正常人57例，外リンパ瘻7例，その他149例の内耳疾患患者で，25，50，63 Hzを聴かせたときの重心動揺測定。正常人では反応なし，外リンパ瘻は全員反応，その他の内耳疾患患者は20%が反応した。
Weber PC	Beta 2-transferrin confirms perilymphatic fistula in children. Otolaryngol Head Neck Surg 1994；110：381-6.	**エビデンスレベルⅣb** **検査法エビデンスレベル：1** **何をもって外リンパ瘻とするか：外リンパ漏出** 小児例でのbeta-2 transferrinのウエスタンブロット。中耳手術を行ったコントロール10例はすべて陰性。外リンパ瘻疑いで手術を行った10例のうち9例が外リンパ瘻と診断され，これらのうち6例でbeta-2 transferrin陽性。手術で外リンパ瘻と判断されなかった1例では陰性。外リンパ瘻と診断された9例のうち7例では中耳形態異常を認めた。また，beta-2 transferrin陽性の6例ではすべて中耳形態異常を認めた。
Weber PC	Correlation of beta-2 transferrin and middle ear abnormalities in congenital perilymphatic fistula. Am J Otol 1995；16：277-82.	**エビデンスレベルⅣb** **検査法エビデンスレベル：1** **何をもって外リンパ瘻とするか：外リンパ漏出** 小児（平均9.2歳）の外リンパ瘻疑いで手術を行った症例。beta-2 transferrinのウエスタンブロットを行った。コントロール16例中0例で陽性。手術で外リンパ瘻が確認された23例のうち6例で陽性。手術で外リンパ瘻と判断されなかった20例のうち2例で陽性。手術で中耳形態異常を認めた20例のうち，18例では外リンパ瘻を認めた。術後の聴力は43例中改善2例，不変37例，悪化1例（脱落3例）。めまい症状は7例中改善5例，不変2例。
Delaroche O	Perilymph detection by beta 2-transferrin immunoblotting assay. Application to the diagnosis of perilymphatic fistulae. Clin Chim Acta 1996；245：93-104.	**エビデンスレベルⅣb** **検査法エビデンスレベル：非該当（検査法の正確性検討）** 聴神経腫瘍，人工内耳，アブミ骨手術，外リンパ瘻疑いの手術の際の中耳浸出液からbeta-2 transferrinをウエスタンブロットで検出。外リンパ瘻では21例中17例で陽性。非外リンパ瘻では7例中1例で陽性。

筆頭著者	論文タイトル	抄　録
Levenson MJ	Beta-2 transferrin: limitations of use as a clinical marker for perilymph. Laryngoscope 1996；106：159-61.	**エビデンスレベルⅣb** **検査法エビデンスレベル：非該当（検査法の正確性検討）** beta-2 transferrin のウエスタンブロット。以下陽性だったサンプル数：4/4 脳脊髄液，0/4 人工内耳埋め込み術，2/9 stapedectomy，1/5 外リンパ瘻診断目的的の試験的鼓室開放術。
Weber PC	Outcome of hearing and vertigo after surgery for congenital perilymphatic fistula in children. Am J Otolaryngol 2003；24：138-42.	**エビデンスレベルⅣb** **検査法エビデンスレベル：非該当** **何をもって外リンパ瘻とするか：外リンパ漏出** 外リンパ瘻で手術治療を行った小児 137 例 160 耳について。主に術後の聴力，めまい症状について。手術中に外リンパ瘻を認めた 103 耳，認めなかったのは 57 耳。そのうち一部を解析し，外リンパ瘻を認めた 80 耳中 9 耳で聴力改善。認めなかった 37 耳中 1 耳で聴力改善。
Ikezono T	The performance of Cochlin-tomoprotein detection test in the diagnosis of perilymphatic fistula. Audiol Neurootol 2010；15：168-74.	**エビデンスレベルⅣb** **検査法エビデンスレベル：非該当（検査法の正確性検討）** 外リンパで CTP の安定性，ウエスタンブロットでの検査精度を評価。非炎症耳（人工内耳埋め込み術 12 例，試験的鼓室開放術 43 例）で検査特異度を 98.2% と算出。炎症耳（慢性中耳炎 12 例，真珠腫 34 例）における検査特異度は 93.5% と算出。
Ikezono T	Cochlin-tomoprotein（CTP）detection test identifies traumatic perilymphatic fistula due to penetrating middle ear injury. Acta Otolaryngol 2011；131：937-44.	**エビデンスレベルⅣb** **検査法エビデンスレベル：1** **何をもって外リンパ瘻とするか：外リンパ漏出，瘻孔，CTP** 外傷性鼓膜穿孔を生じた 7 例に対し CTP 検査を施行。そのうち 3 例に対して手術を施行し，2 例は術中所見で漏出を確認。残りの 4 例は保存治療を行った。手術を行った 3 例はいずれも CTP が陽性であった。
Remenschneider AK	Histopathology of idiopathic lateral skull base defects. Laryngoscope 2015；125：1798-806.	**エビデンスレベルⅣb** **検査法エビデンスレベル：非該当** **何をもって外リンパ瘻とするか：側頭骨病理所見** 生前に脳脊髄液漏出があった例では，全例側頭骨病理で脳底部外側に欠損を認めた。解剖学的位置としては，transdural defects 35 例，labyrinthine fistulae 10 例，perilabyrinthine fistulae 7 例であった。
Hoch S	Critical evaluation of round window membrane sealing in the treatment of idiopathic sudden unilateral hearing loss. Clin Exp Otorhinolaryngol 2015；8：20-5.	**エビデンスレベルⅣb** **検査法エビデンスレベル：非該当** **何をもって外リンパ瘻とするか：外リンパ漏出** 鼓室開放と正円窓閉鎖を行った急性感音難聴 51 例の経過。治癒（全治）23.5%，著明回復 39.2%，回復（軽度回復）15.7%，不変（悪化を含む）21.6%。診断基準に日本の厚生労働省基準を採用している。
Komori M	Cochlin-tomoprotein test and hearing outcomes in surgically treated true idiopathic perilymph fistula. Acta Otolaryngol 2016；136：901-4.	**エビデンスレベルⅣb** **検査法エビデンスレベル：3** **何をもって外リンパ瘻とするか：CTP** 臨床診断にて明らかな原因，誘因がない外リンパ瘻と診断された 23 例に対し手術を施行。手術の際に CTP 検査を施行し，正円窓と卵円窓をゼラチンスポンジにて閉鎖した。CTP が陽性（＞0.4）となったのは 11 例であった。

筆頭著者	論文タイトル	抄　録
Matsuda H	A nationwide multicenter study of the Cochlin tomo protein detection test clinical characteristics. Acta Otolaryngol 2017；137（Suppl 565）：S53-9.	**エビデンスレベルⅣb** **検査法エビデンスレベル：2b** **何をもって外リンパ瘻とするか：CTP** 2014年4月〜2015年8月に共同研究施設で外リンパ瘻を疑いCTP検査を施行した497例667検体を対象として，外リンパ瘻の原因・誘因カテゴリーごとの陽性率を検討した。カテゴリー2は陽性12％，疑陽性15％，陰性73％，カテゴリー3は陽性26％，疑陽性19％，陰性55％，カテゴリー4は陽性21％，疑陽性19％，陰性59％だった。カテゴリー間での陽性率に有意差は検出されなかった。

4 ムンプス難聴

使用したデータベース：PubMed，医学中央雑誌 Web

検索期間：2017 年 4 月以前の文献

採択基準：エビデンスレベルⅣ以上および 10 症例以上を対象にしたケース・シリーズの文献を対象にした。和文誌のうち，総説および動物実験や基礎的な知見に関する文献は除外した。

採択方法：PubMed を用い「mumps」「deafness」「English」のキーワードで 113 編，「mumps」「hearing loss」「English」で 134 編を抽出した。

医中誌 Web を用い「ムンプス」「難聴」のキーワードで 84 編，「ムンプス」「流行性耳下腺炎」「難聴」で 61 編を抽出した。

これらのうち，上記採択基準に合致する 23 編を採用した。ほとんどの文献が症例報告であり，エビデンスレベルⅢ以上の文献は認めなかった。また，日本を除いた先進諸外国においてはワクチンによる予防によりムンプス難聴をほとんど認めていないため，わが国からの報告が多くを占めていた。

筆頭著者	論文タイトル	抄　録
Vuori M	Perceptive deafness in connectionwith mumps. A study of 298 servicemen suffering from mumps. Acta Otolaryngol 1962 ; 55 : 231-6.	**エビデンスレベルⅤ** 流行性耳下腺炎 298 例を対象に聴力検査を施行したケース・シリーズ研究。13 例で軽度から中等度難聴を認めた。聴力改善率は 92.3％であった。
The Association for the Study of Infectious Disease	A retrospective survey of the complications of mumps. J R Coll Gen Pract 1974 ; 24 : 552-6.	**エビデンスレベルⅤ** 流行性耳下腺炎 2,482 例を対象に聴力検査を施行したケース・シリーズ研究。うち，5 例に一側性難聴を認めた。
Hydén D	Vestibular symptoms in mumps deafness. Acta Otolaryngol Suppl 1979 ; 360 : 182-3.	**エビデンスレベルⅤ** ムンプス難聴 20 例を対象に臨床経過を評価したケース・シリーズ研究。16 例で聾型を示し，聴力改善率 5％であった。9 例（45％）にめまい症状を認め，2 例（10％）でカロリックテスト無反応，7 例（35％）で反応低下という結果であった。
Yanagita N	A comparative study of mumps deafness and idiopathic profound sudden deafness. Arch Otorhinolaryngol 1986 ; 243 : 197-9.	**エビデンスレベルⅣb** ムンプス難聴 95 例 98 耳を対象として突発性難聴 97 耳と治療成績を比較した症例対照研究。突発性難聴群の聴力改善率が 69.1％に対して，ムンプス難聴群は 0％であった。

筆頭著者	論文タイトル	抄　録
Nomura Y	Sudden deafness and asymptomatic mumps. Acta Otolaryngol Suppl 1988；456：9-11.	エビデンスレベルⅤ 急性感音難聴53例を対象にムンプス抗体価を測定したケース・シリーズ研究。3例（5.7%）で陽性，1例（1.9%）で判定保留という結果であった。
菊地　茂	ムンプス難聴確実例の検討. 耳鼻臨床 1991；84：1041-7.	エビデンスレベルⅤ ムンプス難聴確実例12例を対象に臨床経過を評価したケース・シリーズ研究。12例とも重度難聴から聾型を示し，聴力改善率0%であった。
Okamoto M	Sudden deafness accompanied by asymptomatic mumps. Acta Otolaryngol Suppl 1994；514：45-8.	エビデンスレベルⅤ 急性感音難聴130例を対象にムンプス抗体価を測定したケース・シリーズ研究。9例（6.9%）で陽性，6例（4.6%）で判定保留という結果であった。
草野英昭	診断基準からみたムンプス難聴の再検討. Audiology Japan 1996；39：178-83.	エビデンスレベルⅤ ムンプス難聴68例（確実例39例，準確実例1例，参考例28例）を対象に臨床経過を評価したケース・シリーズ研究。全例で聾型を示し，聴力改善率0%であった。
神前英明	ムンプス難聴の検討. 耳鼻臨床 1999；92：947-51.	エビデンスレベルⅤ ムンプス難聴10例を対象に臨床経過を評価したケース・シリーズ研究。全例で聾型を示し，聴力改善率11.1%であった。めまい症状は85.7%で改善を示した。
Fukuda S	An anti-mumps IgM antibody level in the serum of idiopathic sudden sensorineural hearing loss. Auris Nasus Larynx 2001；28（Suppl）：S3-5.	エビデンスレベルⅤ 急性感音難聴69例を対象にムンプス抗体価を測定したケース・シリーズ研究。5例（7.2%）で陽性，2例（2.9%）で判定保留という結果であった。
Kanra G	Mumps meningoencephalitis effect on hearing. Pediatr Infect Dis J 2002；21：1167-9.	エビデンスレベルⅣb 無菌性髄膜炎・脳炎を合併した流行性耳下腺炎26例を対象に，これらを合併していない流行性耳下腺炎25例と無疾患症例（対照群）20例の聴力を比較した症例対照研究。無菌性髄膜炎・脳炎を合併している群は，合併していない群より高音部聴力閾値が上昇し，対照群より中・高音部聴力閾値が上昇していた。
河口幸江	ムンプス難聴症例の検討. 耳鼻臨床 2003；96：865-9.	エビデンスレベルⅤ ムンプス難聴12例を対象に臨床経過を評価したケース・シリーズ研究。全例で聾型を示し，聴力改善率10%であった。両側の2例では人工内耳埋め込み術を施行した。
石川敏夫	ムンプス難聴の臨床統計. 耳鼻臨床 2004；97：285-90.	エビデンスレベルⅤ ムンプス難聴14例を対象に臨床経過を評価したケース・シリーズ研究。14例とも重度難聴から聾型を示し，聴力改善率0%であった。
Kawashima Y	Epidemiological study of mumps deafness in Japan. Auris Nasus Larynx 2005；32：125-8.	エビデンスレベルⅤ ムンプス難聴症例の全国調査に関するケース・シリーズ研究。わが国における推定受療患者数は，1987年の調査で300人，1993年で400人，2001年で650人と推定。聴力改善率は7.8%であった。
Asatryan A	Live attenuated measles and mumps viral strain-containing vaccines and hearing loss：Vaccine Adverse Event Reporting System（VAERS），United States, 1990-2003. Vaccine 2008；26：1166-72.	エビデンスレベルⅤ 1990年〜2003年の期間，米国でのMMRワクチンとMMワクチンの副反応の調査を行ったケース・シリーズ研究。MMRワクチン接種後に難聴43例，MMワクチン接種後に難聴1例を認めた。ワクチン600万から800万回投与に1人の割合で難聴が発生すると推計された。

筆頭著者	論文タイトル	抄録
Dayan GH	Recent resurgence of mumps in the United States. N Engl J Med 2008 ; 358 : 1580-9.	**エビデンスレベルⅤ** 2006年，米国で発生した流行性耳下腺炎のアウトブレイクに関するケース・シリーズ研究。流行性耳下腺炎4,039例のうち8例で一側性難聴，3例で両側性難聴を認めた。
内田立志	新しいムンプスウイルスIgM検出EIA試薬の評価について. 川崎医学会誌 2009 ; 35 : 139-45.	**エビデンスレベルⅣb** 流行性耳下腺炎182例を対象に，2009年12月以後（改良品）に販売されたELISAキットの判定結果と，唾液からのRT-PCR法によるウイルス同定結果を比較した症例対照研究。陽性一致率は92.1%であり，IgM抗体の持続陽性例は認めなかった。
Hashimoto H	An office-based prospective study of deafness in mumps. Pediatr Infect Dis J 2009 ; 28 : 173-5.	**エビデンスレベルⅣa** 小児科40施設における流行性耳下腺炎7,502例を対象にした前向きコホート研究。聴力検査を施行し，7例で一側性難聴を認めた。聴力改善率は14.3%であった。
庵原俊昭	改良されたムンプス酵素免疫法（EIA）-IgM抗体検査法の臨床評価. 小児感染免疫 2011 ; 23 : 123-9.	**エビデンスレベルⅣb** 流行性耳下腺炎201例を対象に2009年12月以前（現行品）と以後（改良品）に販売されたELISAキットの判定結果を比較した症例対照研究。現行品の感度91.1%，特異度81.8%に対して，改良品の感度79.2%，特異度86.4%であった。
水川知子	小児のムンプス難聴の臨床的検討. 小児耳 2011 ; 32 : 364-71.	**エビデンスレベルⅤ** ムンプス難聴確実例37例を対象に臨床経過を評価したケース・シリーズ研究。32例で重度難聴から聾型を示し，聴力改善率2.7%であった。両側の2例では人工内耳埋め込み術を施行した。
Fanoy EB	Three cases of hearing loss related to mumps during a nationwide outbreak in the Netherlands, 2009-2013. Pediatr Infect Dis J 2014 ; 33 : 889-90.	**エビデンスレベルⅤ** オランダで2009年から2013年の期間，流行性耳下腺炎に罹患した1,774例を対象にしたケース・シリーズ研究。3例で一側性難聴，1例で両側性難聴を認めた。
El-Badry MM	Vestibular dysfunction in patients with post-mumps sensorineural hearing loss. J Laryngol Otol 2015 ; 129 : 337-41.	**エビデンスレベルⅤ** ムンプス難聴19例を対象に前庭機能を評価したケース・シリーズ研究。15例（78.9%）にめまい症状を認め，11例（57.9%）でカロリックテスト無反応，11例（57.9%）でVEMP無反応という結果であった。
Morita S	The clinical features and prognosis of mumps-associated hearing loss : a retrospective, multi-institutional investigation in Japan. Acta Otolaryngol 2017 ; 137（Suppl 565）: S44-7.	**エビデンスレベルⅤ** ムンプス難聴症例の全国調査を行ったケース・シリーズ研究。確実例67例のうち，片側性63例，両側性4例，71耳中64耳が重度難聴であった。聴力改善率は3.4%であった。

Ⅳ システマティックレビュー・サマリー

5 音響外傷

使用したデータベース：PubMed，EMBASE

検索期間：2016 年 9 月以前の文献

採択基準：英語以外の文献は対象から除外し，ヒトを対象にしていない研究，音響外傷と無関係の研究，治療の詳細やアウトカムの記載のない研究，動物実験および全文が入手できない文献についても除外した。

採択方法：両データベースにて「noise induced hearing loss」「treatment」「steroid」および「acoustic trauma」「treatment」「steroid」のキーワードで検索し，このうち上記採択基準に合致する 10 編を採用した。

筆頭著者	論文タイトル	抄　録
Melnick W	Medicinal therapy for hearing loss resulting from noise exposure. Am J Otolaryngol 1984；5：426-31.	**エビデンスレベルV** 996 例を対象にしたケース・シリーズ研究。患者背景は記載されていない。いずれの治療も有効性を認めなかった。
Varina J	Therapeutic effect of hyperbaric oxygenation in acute acoustic trauma. Rev Laryngol Otol Rhinol. 1995；116：377-80.	**エビデンスレベルⅣb** 78 例を対象にした後ろ向きコホート研究。全体の1/3は銃火器による。ステロイド剤，デキストラン，イチョウエキスに対して，3 日以内に高気圧酸素療法を併用すると回復が促進される。
Harada H	Prognosis of acute acoustic trauma：a retrospective study using multiple logistic regression analysis. Auris Nasus Larynx 2001；28：117-20.	**エビデンスレベルⅣb** 銃火器による難聴 52 例 52 耳を対象にした後ろ向きコホート研究。ステロイド剤，低分子デキストラン，ビタミンB_{12}。回復に関連する因子は治療開始までの日数。薬剤は関連しない。
Cacace AT	Rapid recovery from acoustic trauma：chicken soup, potato knish, or drug interaction? Am J Otolaryngol 2003；24：198-203.	**エビデンスレベルV** コンサート難聴 1 例 1 耳の症例報告。ステロイド剤で改善せず，治療開始 15 日後に偶然合併したアナフィラキシー発作に一致して聴力回復。
Markou K	Evaluation of various therapeutic schemes in the treatment of tinnitus due to acute acoustic trauma. Kulak Burun Bogaz Ihtis Derg 2004；12：107-14.	**エビデンスレベルⅡ** 銃火器による難聴 108 例 146 耳を対象とした RCT。点滴ステロイド＋piracetam 群，経口ステロイド＋trimetazidine（血管拡張薬）＋ビタミン B 群，経口ステロイド＋ビタミン B 群，trimetazidine 単独群で回復に有意差なし。
Harada H	Course of hearing recovery according to frequency in patients with acute acoustic sensorineural hearing loss. Int Tinnitus J 2008；14：83-7.	**エビデンスレベルⅣb** 銃火器による難聴 20 例 24 耳を対象にした後ろ向きコホート研究。ステロイド剤，低分子デキストラン，ビタミンB_{12}。治癒 5 耳，改善 13 耳，不変 6 耳。4 kHz が回復の目安になる。

筆頭著者	論文タイトル	抄　録
Psillas G	Potential efficacy of early treatment of acute acoustic trauma with steroids and piracetam after gunshot noise. Eur Arch Otorhinolaryngol 2008 ; 265 : 1465-9.	**エビデンスレベルⅢ** 銃火器による難聴 52 例 52 耳による前向き比較試験。ステロイド剤＋piracetam（ミオクローヌス治療薬，日本では保険適用外），1 時間以内の治療開始例では回復が良好であった。
Lafère P	Hyperbaric oxygen therapy for acute noise-induced hearing loss: evaluation of different treatment regimens. Diving Hyperb Med 2010 ; 40 : 63-7.	**エビデンスレベルⅣb** 銃火器による難聴 68 例 68 耳を対象にした後ろ向きコホート研究。ステロイド剤単独群と高圧酸素併用群で比較，併用群で有意な改善を認めた。
Zhou Y	Primary observation of early trans-tympanic steroid injection in patients with delayed treatment of noise-induced hearing loss. Audiol Neurootol 2013 ; 18 : 89-94.	**エビデンスレベルⅡ** 53 耳を対象にした RCT。うち，爆発と銃火器による音響外傷が 81％を占める。ステロイド全身投与群と鼓室内投与併用群を比較し，鼓室内投与併用群が有意に改善していた。
Salihoğlu M	Efficiency of hyperbaric oxygen and steroid therapy in treatment of hearing loss following acoustic trauma. Undersea Hyperb Med 2015 ; 42 : 539-46.	**エビデンスレベルⅣb** 銃火器による難聴 48 例 73 耳を対象にした後ろ向きコホート研究。ステロイド剤と高圧酸素併用。全体に回復不良だが，10 日以内の治療開始群で高周波数聴力の有意な改善を認めた。

索　引

和文索引

あ行

アブミ骨筋反射　13
一過性閾値上昇　96
一酸化窒素　39
一側性　11, 15
一側性高度感音難聴　34
ウイルス抗体価測定　89
永久的閾値上昇　96
疫学（音響外傷）　97
――（外リンパ瘻）　73
――（急性低音障害型感音難聴）　66
――（突発性難聴）　40
――（ムンプス難聴）　84
エビデンスレベル　6
オクターブオージオグラム　101
音響外傷　96, 134
音響性聴器障害　96
音源定位能　35
温度眼振検査　27

か行

外リンパ瘻 CTP 検査　19
外リンパ瘻　72, 127
蝸牛外有毛細胞障害　97
蝸牛症状　65
確定診断　79
画像検査　13, 17, 54, 68
活性酸素　39
カテゴリー分類（外リンパ瘻）　73
蝸電図　75
患者背景　16
眼振　77
眼振検査　27
鑑別診断　11
急性音響性聴器障害　96
急性音響性難聴　96
急性感音難聴　10, 12
急性期　29
急性高度難聴　10

急性低音障害型感音難聴　43, 52, 65, 125
強大音　15, 96, 97, 99
経過　15
原因（音響外傷）　97
――（外リンパ瘻）　72
――（急性低音障害型感音難聴）　65
――（突発性難聴）　39
――（ムンプス難聴）　83
検査法エビデンスレベル　6, 127
顕微鏡　79
抗ウイルス薬　62
高気圧酸素療法　30, 49, 57
高度感音難聴　33
後迷路性難聴　49
語音聴取閾値検査　17
語音聴力検査　17
語音弁別能検査　17
骨折　79
骨迷路　79
固定周波数ピッチ・マッチ　24
鼓膜所見　100
コンサート　99

さ行

最終聴力　50
サルベージ　28, 56, 58
三種混合 MMR ワクチン　92, 94
耳音響放射検査　13, 17
自記オージオメトリー　17
耳鏡検査　16
試験的鼓室開放術　75
耳小骨筋反射検査　17
自声強聴　65
自然治癒　80
耳閉塞感　38, 65, 72, 96
耳鳴　38, 65, 72, 96
耳鳴検査　24
耳鳴ピッチ・マッチ検査　24
耳鳴ラウドネス・バランス検査　24
遮蔽検査　24
銃火器　99

重症度分類（外リンパ瘻）　73, 75
――（急性低音障害型感音難聴）　66, 67
――（突発性難聴）　45, 46
重症例　63
純音聴力検査　11, 16, 100, 101
循環改善薬　29
循環障害　39
症状（音響外傷）　96
――（外リンパ瘻）　72, 77
――（急性低音障害型感音難聴）　65
――（突発性難聴）　38, 51
――（ムンプス難聴）　83
症状固定　63
初期治療　28, 49, 56, 58
人工内耳　35, 91
診断・治療フローチャート（外リンパ瘻）　75
診断（音響外傷）　99
――（外リンパ瘻）　74
――（急性低音障害型感音難聴）　68
――（突発性難聴）　51
――（ムンプス難聴）　87, 88
診断　11, 68
診断基準（音響外傷）　97, 98
――（外リンパ瘻）　73, 74
――（急性低音障害型感音難聴）　66, 67
――（突発性難聴）　45, 46
――（ムンプス難聴）　85, 86
診断的治療　75
診断フローチャート（急性感音難聴）　12
――（ムンプス難聴）　87
浸透圧利尿剤　28, 30, 69, 70
診療フローチャート（音響外傷）　99
推奨グレード　6
随伴症状　15
頭蓋内圧　15

ステロイド　28, 29, 49, 56, 57, 58, 59, 69, 70, 81, 90, 102, 103
ステロイド鼓室内投与　28, 30, 58, 59
ステロイド全身投与　28, 30, 57
性差　43, 66
星状神経節ブロック　61
成人人工内耳 適応基準　33
前庭機能検査　25
前庭誘発筋電位　27
前半規管裂隙症候群　72
騒音下語音聴取　35
騒音性難聴　96
早期治療　62
側頭骨 CT 検査　17

た行

対象疾患　10
体平衡機能検査　27
他覚的聴力検査　55
中間周波数　101
中耳圧　15
中耳奇形　79
聴覚検査　16, 48
聴神経腫瘍　54
聴性定常反応　17
聴性脳幹反応　13, 17
聴力回復の判定基準（突発性難聴）　45, 46
聴力固定　64
聴力像　11
治療効果判定基準（急性低音障害型感音難聴）　66, 67
──（突発性難聴）　45
治療方針（音響外傷）　102
──（外リンパ瘻）　80
──（急性感音難聴）　28
──（急性低音障害型感音難聴）　69
──（突発性難聴）　56
──（ムンプス難聴）　89
ティンパノメトリー　17
伝音難聴　47
突発性難聴　38, 106

な行

内視鏡　75, 79
内耳窓閉鎖術　80, 81
内リンパ水腫　30, 65, 68
2次療法　50
入院治療　61
妊娠　71
年齢別発症頻度（突発性難聴）　43
脳血管障害　39

は行

爆発　100
発症時期　15
ビタミン　29
標準純音聴力検査　11, 16
標準治療　28, 56
病態（突発性難聴）　39
不顕性感染　88
プロスタグランジン　30, 60
平衡機能検査　54
変動性難聴　77
補充現象　17
ホスホジエステラーゼ 5 阻害薬　39
補聴器　31
補聴器適合検査　34

ま行

慢性音響性聴器障害　96
無難聴性耳鳴　101
ムンプス　15, 83
ムンプスウイルス血清学的検査　13, 22
ムンプス難聴　83, 131
ムンプスワクチン　92, 94
迷路気腫　79
メニエール病　52, 65, 68
めまい　38, 54, 72, 77, 83
問診　11, 14, 52, 99

や行

薬物治療　29

誘因　74, 78
予後（音響外傷）　103
──（外リンパ瘻）　82
──（急性低音障害型感音難聴）　71
──（突発性難聴）　64
──（ムンプス難聴）　92
予防（音響外傷）　104
──（外リンパ瘻）　82
──（ムンプス難聴）　92

ら行

利益相反　7
罹患者頻度（突発性難聴）　40
リクルートメント現象　17
リハビリテーション　50
流行性耳下腺炎　15, 83
流水様耳鳴　77
両側性　11, 15
両側発症　53
連続周波数ピッチ・マッチ　24
瘻孔　72, 79, 80
瘻孔症状　72, 77

わ行

ワクチン　92, 94

欧文索引

AAO-HNS 45, 48
ABLB 17
ABR 13, 17, 49, 55
ASSR 17, 55
auditory brainstem response 13
Baha 34
cochlin-tomoprotein 13
CT 17
CTP 13, 19, 78, 79
dip 型難聴 101
HBOT 30, 49, 57, 102

Head impulse test 27
HIT 27
idiopathic 73, 78
IgM 抗体 87, 89
microfissure 79
MMR 94
MRI 18, 49, 68
NF-κB 39
NO 39
nuclear factor κB 39
OAE 13, 17, 55
otoacoustic emissions 13
PDE 5 阻害薬 39
permanent threshold shift 96

PGE$_1$ 30, 60, 63
pop 音 77
PTS 96
round window reinforcement 80
RWR 80, 81
SISI 17
temporary threshold shift 96
THI 24
Tinnitus handicap inventory 24
TTS 96
VEMP 27
window type PLF 73, 79

急性感音難聴診療の手引き 2018 年版
定価(本体 2,800 円＋税)

2018 年 10 月 20 日　第 1 版（2018 年版）第 1 刷発行

編　集	一般社団法人 日本聴覚医学会	

発行者　福村　直樹

発行所　金原出版株式会社
　　　　〒113-0034 東京都文京区湯島 2-31-14
　　　　電話　編集 (03) 3811-7162
　　　　　　　営業 (03) 3811-7184
　　　　FAX　　(03) 3813-0288　　　　　　　　　©日本聴覚医学会, 2018
　　　　振替口座　00120-4-151494　　　　　　　　検印省略
　　　　http://www.kanehara-shuppan.co.jp/　　　*Printed in Japan*

ISBN 978-4-307-37123-0　　　　　　　　印刷／横山印刷　　製本／永瀬製本所

JCOPY ＜出版者著作権管理機構 委託出版物＞
本書の無断複製は著作権法上での例外を除き禁じられています。複製される場合は，そのつど
事前に，出版者著作権管理機構（電話 03-5244-5088，FAX 03-5244-5089，e-mail：info@jcopy.
or.jp）の許諾を得てください。

小社は捺印または貼付紙をもって定価を変更致しません。
乱丁，落丁のものは小社またはお買い上げ書店にてお取り替え致します。

遺伝性難聴の遺伝子診断と治療を詳説する初めての手引き書！

遺伝性難聴の診療の手引き 2016年版

一般社団法人 日本聴覚医学会 編

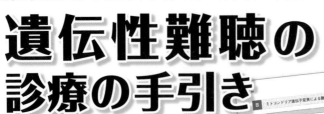

遺伝性難聴の診療に関わる基礎的・臨床的事項を詳説。近年、遺伝学的検査の発達に伴い、難聴の原因遺伝子が多数発見されています。また、遺伝性難聴の遺伝学的検査は保険診療で行えることから、新生児聴覚スクリーニングと併用して、患者の発見が容易になってきています。そのため、遺伝性難聴の診療は耳鼻咽喉科・小児科医にとって、重要性を増しています。そんな状況にある遺伝性難聴の診療を、トータルに理解できる概説書です。

主な内容

Ⅰ 序論 1 作成の目的／2 作成方法／3 エビデンスレベル，推奨グレード／4 作成上の留意点

Ⅱ 総論 1 対象疾患／2 疾患概要，診断基準／3 頻度，臨床的特徴／4 タイプ分類・重症度分類／5 診断・治療方針／6 専門家による支援

Ⅲ 各論
1 GJB2遺伝子変異による難聴
2 SLC26A4遺伝子変異による難聴
3 CDH23遺伝子変異による難聴
4 OTOF遺伝子変異による難聴
5 ミトコンドリア遺伝子変異による難聴
6 KCNQ4遺伝子変異による難聴
7 TECTA遺伝子変異による難聴
8 WFS1遺伝子変異による難聴
9 COCH遺伝子変異による難聴
10 MYO7A遺伝子変異による難聴
11 CRYM遺伝子変異による難聴
12 ACTG1遺伝子変異による難聴
13 TMPRSS3遺伝子変異による難聴
14 症候群性の難聴を伴う疾患
　14-1 Usher症候群
　14-2 Alport症候群
　14-3 EYA1遺伝子変異による難聴
　　　　（BOR症候群）
　14-4 NOG遺伝子変異による難聴
　14-5 van der Hoeve症候群
　14-6 Waardenburg症候群
　14-7 Treacher Collins症候群
15 システマティックレビュー・サマリー

読者対象 耳鼻咽喉科医、小児科医、臨床遺伝専門医、言語聴覚士、遺伝カウンセラー

◆B5判 152頁 原色9図　◆定価（本体2,800円+税）　ISBN978-4-307-37113-1　2016・1

金原出版 〒113-8687 東京都文京区湯島2-31-14　TEL03-3811-7184（営業部直通）FAX03-3813-0288
本の詳細、ご注文等はこちらから　http://www.kanehara-shuppan.co.jp/